もの忘れを減らすために自分でできること

「名前が出てこない」「忘れっぽくなった」人のお助けBOOK

加藤 俊徳
加藤プラチナクリニック院長
脳内科医・「脳の学校」代表

主婦の友社

Prologue

最近、「あれっ、なんだっけ？」が増えていませんか？

「あれ？　あの人の名前がすぐに出てこない」

「冷蔵庫を開けたものの、何を取り出そうとしたのか忘れてしまった」

「言いたいコトバが全然出てこず、『あれ』『それ』と言ってしまう」――

そんなことが続くと、「ひょっとして、ボケてきたのかも!?」「脳の衰えが始まったんじゃないか」と不安になりますよね。

でも、40代後半になれば、ちょっとしたもの忘れは誰にでもあること。もの忘れをするのは、記憶に関わる脳のほ

もの忘れを減らすために自分でできること

「名前が出てこない」「忘れっぽくなった」人のお助けBOOK

加藤 俊徳
加藤プラチナクリニック院長
脳内科医・「脳の学校」代表

主婦の友社

んの一部分に老化が現れただけで、脳全体が老化したわけではありません。

脳の大部分はしっかり機能しているのですから、機能している元気な部分を鍛えて伸ばしていけば、衰えてしまった部分を補うことができるのです。

もっとも、もの忘れを自覚しているうちはまだ大丈夫ですが、忘れた内容をずっと思い出せないようなら、注意してください。そのまま放置すると、認知機能がどんどん衰えていくことにもなりかねません。

そこで本書では、もの忘れがどういう理由で脳に起こり、それにどう対処していけばいいかを解説していきます。

自分のふだんの行動を振り返り、最近もの忘れが多くなっているな、と思うのであれば、自覚できているうちに身体を動かして、脳を元気に働かせましょう。もちろん、日常生活の中でできることもたくさん紹介していますから、今日からぜひ実行してみてください。

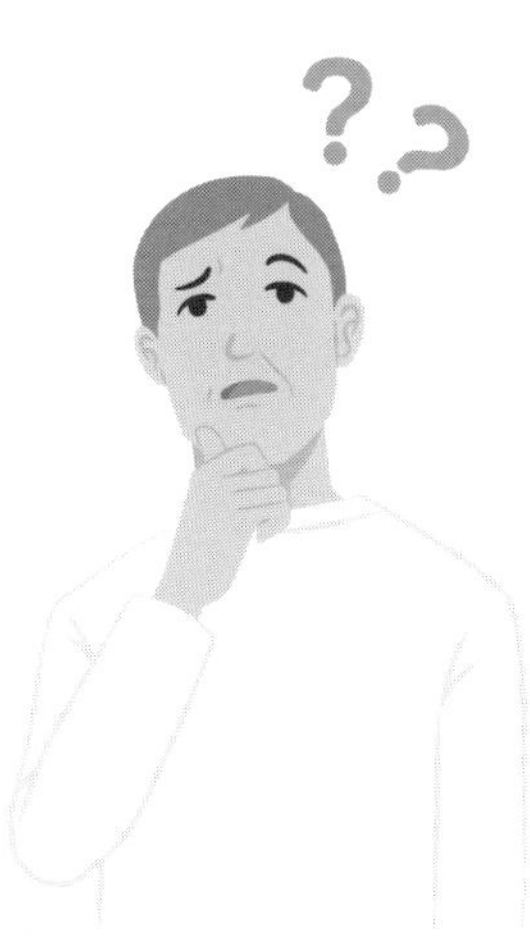

Part 1

脳は何歳からでも成長できる

Part 2

8つの脳番地の連携を深めれば、老化に勝てる

Part 3

4コマで見る　もの忘れ9つのパターン

Part 4

もの忘れをしなくなる 暮らしアイデア

Part 5

2つ以上の脳番地が同時に使える「ながら」エクササイズ

・もくじ・

STAFF
装丁・デザイン／深江千香子（エフカ）
表紙イラスト／宮重千穂
4コマまんが／杉本綾子
本文イラスト／岩部明美（あけたろう事務所）、宮重千穂
取材・まとめ／川内昭治
校正／臼井亜希子（東京出版サービスセンター）
編集担当／木村晶子（主婦の友社）

Part 1

脳は何歳からでも成長できる

もの忘れは、脳力の衰えを示すサイン。頻度や回数が増えてきたら要注意

40代半ばを過ぎると、若い頃より〝もの忘れ〟が多くなったり、仕事で小さなミスが続いたりするなど、日常のさまざまな場面で脳力の低下傾向を自覚することが多くなってきます。

そんなちょっとした不安を抱えながらも、「気のせい」とか「誰にでもあること」とスルーしてしまっている人も多いでしょう。

しかし、どんなささいなことであっても、**不安や心配があるなら、そこにはもう脳の衰えの兆候が出ている**と思ったほうがいいのです。

たとえ「財布を忘れた」「約束を忘れていた」などの〝うっかりもの忘れ〟だったとしても、その頻度が高くなってきたら、最終的に認知症につながる脳の衰えの兆しだと疑うべきでしょう。

もっとも、そうした〝うっかりもの忘れ〟が自覚できるうちは、まだまだ大丈夫。

認知症への進行過程

正常
←もの忘れ
←SCD（自覚的認知機能低下）
←MCI（軽度認知障害）
←アルツハイマー型認知症初期
←アルツハイマー型認知症中期軽度
←アルツハイマー型認知症中期重度
←アルツハイマー型認知症重症

もの忘れが多くなるのは、脳が正常な状態ではないということを示すサインではありますが、自覚できるうちはまだ端境期《はざかいき》といえるからです。

これは、上の図でいうならSCD（自覚的認知機能低下）までの状態。MCI（軽度認知障害）以降になると、そもそも、もの忘れしている自覚もない場合がほとんどですから、脳の機能を回復させることは難しくなります。

当然、アルツハイマー型認知症と診断されてしまうと、進行の程度にかかわらず、脳はほぼ成長しません。

したがって、少しでも脳の衰えを感じるなら、もの忘れが多くならないよう、自覚があるうちに脳を鍛える対策をすることをおすすめします。

もの忘れは、脳の一部が衰えただけ。脳は鍛えれば何歳からでも成長できる

私はこれまで脳内科医として認知症や発達障害の研究に携わり、1万人以上のMRI脳画像を分析して診断・治療を行ってきました。その結果、明らかになったのが「**脳は何歳になっても成長する**」ということ。つまり、脳を鍛えるのは歳をとってからでも遅くないということです。

もの忘れが始まるのはだいたい40代後半からとされています。これは、記憶に関わる「海馬《かいば》」という脳のほんの一部分に老化が現れただけで、脳全体が老化したわけではありません。

もともと、脳には一生かかっても使いきれないほどの数の神経細胞があり、私たちが使っているのはそのごく一部分。**使われていなかった部分の神経細胞を覚醒させていけば、脳を成長させることも十分に可能**なのです。

左ページのグラフは、脳の成長力と老化度を示したものですが、脳の成長力は何も

脳の成長力と老化度の違い

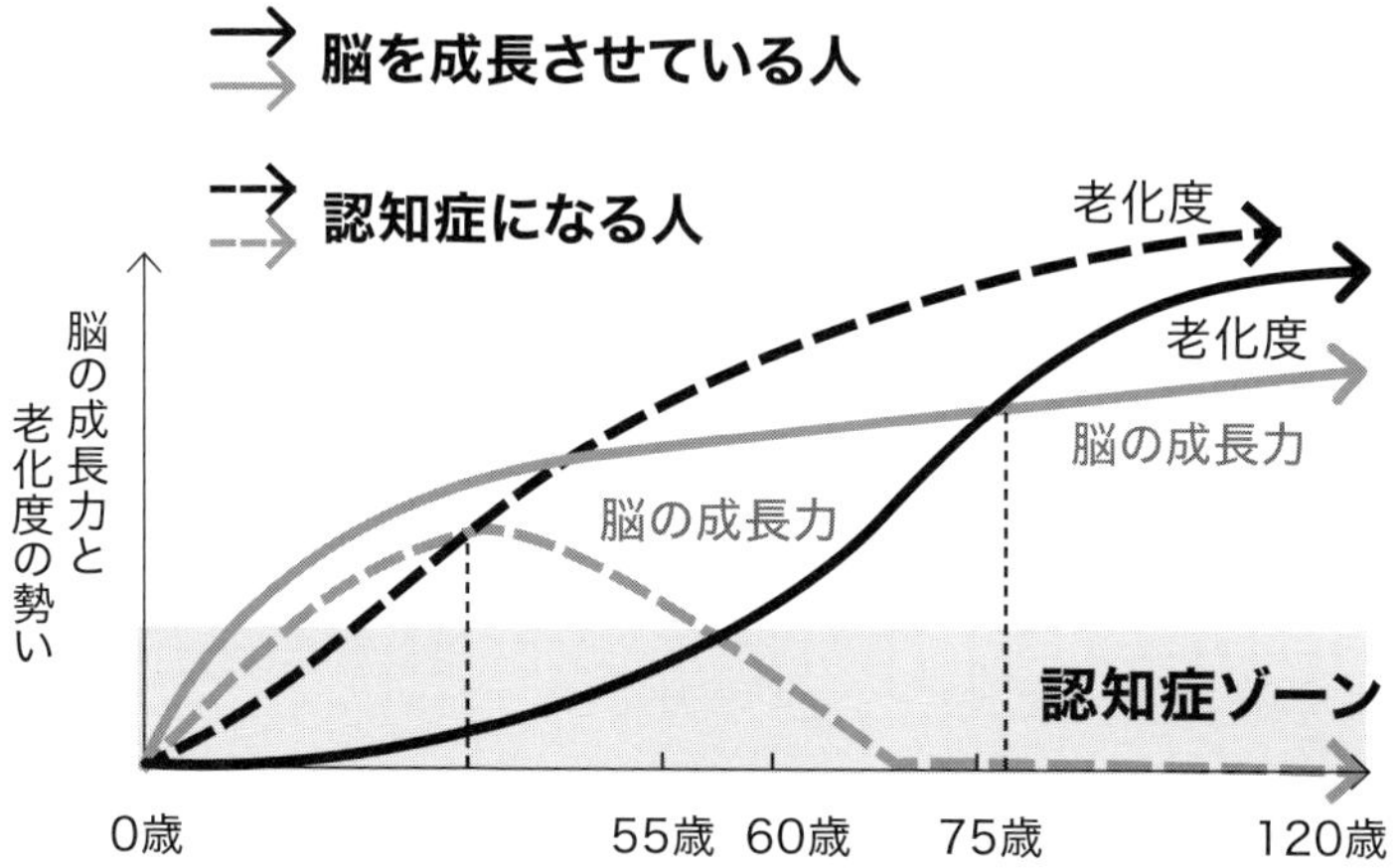

しなければ約55歳を境に落ち、老化度は逆に加速します。認知症の場合はさらにその度合いが顕著です。一方、脳を鍛えている人の脳の成長は右肩上がりに伸びていき、老化度も抑えられます。

つまり、脳の老化度を抑え、成長力を高めた人こそ、脳をイキイキさせることができるのです。

イキイキと元気な脳にするために必要なのは、新しい情報を集めて脳を刺激すること。「あれがしたい」「これが欲しい」と欲張るほどに、ワクワクしたり、楽しく前向きな気分になって脳を成長させることができるのです。

そこで、みなさん自身の「欲張り度」がどのくらいあるかを次でチェックしてみましょう。

「欲張り度」チェックテスト

1週間または1年間の生活を振り返り、以下の20個の質問に「はい」「いいえ」で答えてみましょう。

		はい	いいえ
①	出かける前には、必ず全身を鏡に映す	□	□
②	1日に会話する相手が10人以上いる	□	□
③	1週間に4日は、電車やバスで外出する	□	□
④	3～5年後の夢や計画がある	□	□
⑤	行きたい旅行先が3カ所以上ある	□	□
⑥	カラオケでは新しい歌にも挑戦する	□	□
⑦	定期的に運動している	□	□
⑧	心ときめく友人や知人、有名人がいる	□	□
⑨	模様替えや大掃除を定期的にする	□	□
⑩	お気に入りのレストランやお店を今すぐ5つ紹介できる	□	□
⑪	週に一度は、書店や図書館で本をチェックする	□	□
⑫	気になる言葉や有名人はすぐネットで調べる	□	□
⑬	政治や経済、世相などの動向をチェックしている	□	□
⑭	やりがいのある仕事をずっと続けたい	□	□
⑮	デパートや雑貨店などを週1回はのぞく	□	□

脳のイキイキ度がわかる

		はい	いいえ
⑯	体重を毎日量っている	□	□
⑰	こつこつ貯金をしている	□	□
⑱	月に一度は美容院に行く	□	□
⑲	現在、欲しいものが3つ以上ある	□	□
⑳	映画、演劇、コンサートなどに月1回は行く	□	□

あなたの「欲張り度」は？ 欲求が多いほど脳年齢も若い

「はい」が5個以下　⇒　脳年齢は実年齢＋5歳前後

要注意！「欲張り度」が低下ぎみ。脳が老化しているサインです。好奇心や前向きな気持ちを失っていませんか？　考え方や生活を変えて脳を活性化させましょう。

「はい」が6〜10個　⇒　脳年齢は実年齢相当

年相応の、まずまずの「欲張り度」です。ただし、油断すると一気に老いる可能性があるので気をつけて。何事にも好奇心を忘れないことです。

「はい」が11〜15個　⇒　脳年齢は実年齢－10歳以上

「欲張り度」はバッチリ！　前向きな気持ちや好奇心があるので、脳が若々しい状態を保っています。このまま老いない脳をキープするよう、さらに磨きをかけてください。

「はい」が16個以上　⇒　脳年齢は実年齢－15歳以上

実年齢よりはるかにイキイキとした若々しい脳をもっているようです。ぜひこの状態を保ってください。

脳の健康を保つために必要なのは糖分と酸素、そして情報の3つ

「欲張り度チェックテスト」で実年齢＋5歳前後と出た人は、特に脳の健康にケアが必要です。

脳の健康に必要なものは、3つあります。

まず1つめはグルコース、つまり、**糖分**です。糖分をとらないと脳は働きません。

2つめは**酸素**。血液に乗って酸素が運ばれることで、脳は機能します。

3つめは**情報**です。脳は情報、言い換えれば経験を積むことによって成長します。

このように、脳には糖分や酸素だけでなく、情報が必要なのです。私たちが日々さまざまな経験をすることで、脳は成長しています。

脳の健康を保つやり方は、植物を育てるのと同じだと思っています。植物が成長するには光と水と空気、栄養分が必要ですが、それは脳も同じです。糖分、酸素、情報という栄養を取り込むことで、初めて脳は元気になります。1つでも欠けると、一気

脳の健康に必要な3つの要素

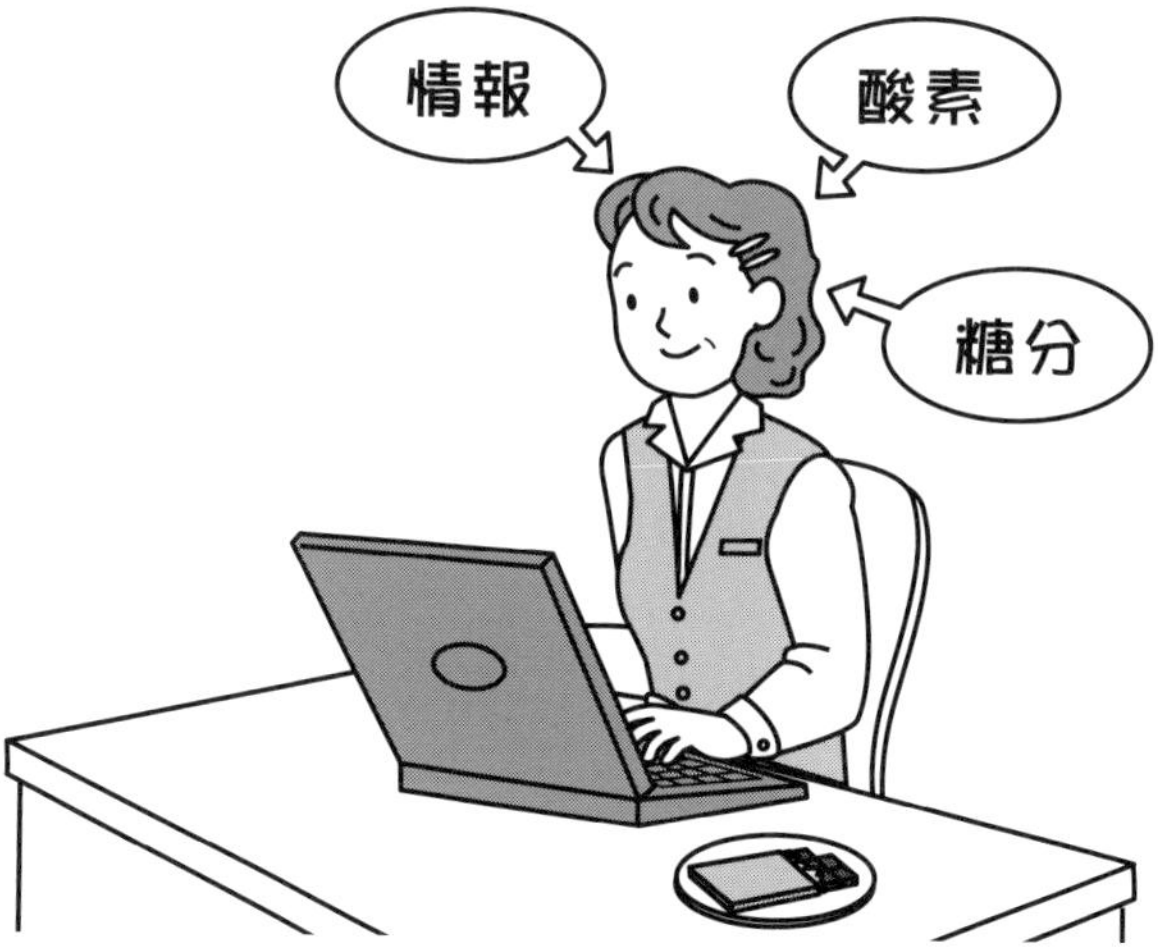

糖分と酸素、情報がないと脳は働かない

に脳は衰えます。

友達とけんかをすると、人は元気がなくなります。逆に、楽しい出会いがあれば、ワクワクします。つまり、**経験は脳に影響を与える**ということです。

また、脳の健康はイメージではなく、目に見えるもの。私は脳の画像をたくさん見てきたので、脳の枝ぶりのサインを理解できるようになりました。今では、脳画像を見るだけでその人の脳が健康かどうかわかるようになっています。

では、健康な脳とはどのようなものなのでしょう？

ずばり、成長している脳こそが健康な脳といえます。実際、正常な脳は日々成長しています。逆に、なんらかの理由で脳が成長を止めると、一気に不健康になってしまうのです。

記憶力が低下しているなら思考力を鍛えればいい

もの忘れが増えたことが気になって、記憶力を高めようとひたすら暗記する人がいますが、実は正しい方法ではありません。

記憶力が低下するのは、記憶をつかさどる脳の海馬に衰えのサインが出ているからです。

しかし、記憶力が落ちて忘れっぽくなっている人が何かを必死で覚えようとしても、海馬をいたずらに酷使してしまうだけ。衰えて正しく働かなくなっている海馬に暗記の指令を出すのに有効なのが、記憶力でなく、思考力を高めることです。

思考力が高まると、記憶力を停滞させていた海馬の働きも回復し、元の状態に戻っていきます。

記憶力は海馬だけでは働きにくいのです。

したがって、記憶力が落ちたと思っている方は、他の人とのコミュニケーションを

思考力を高める

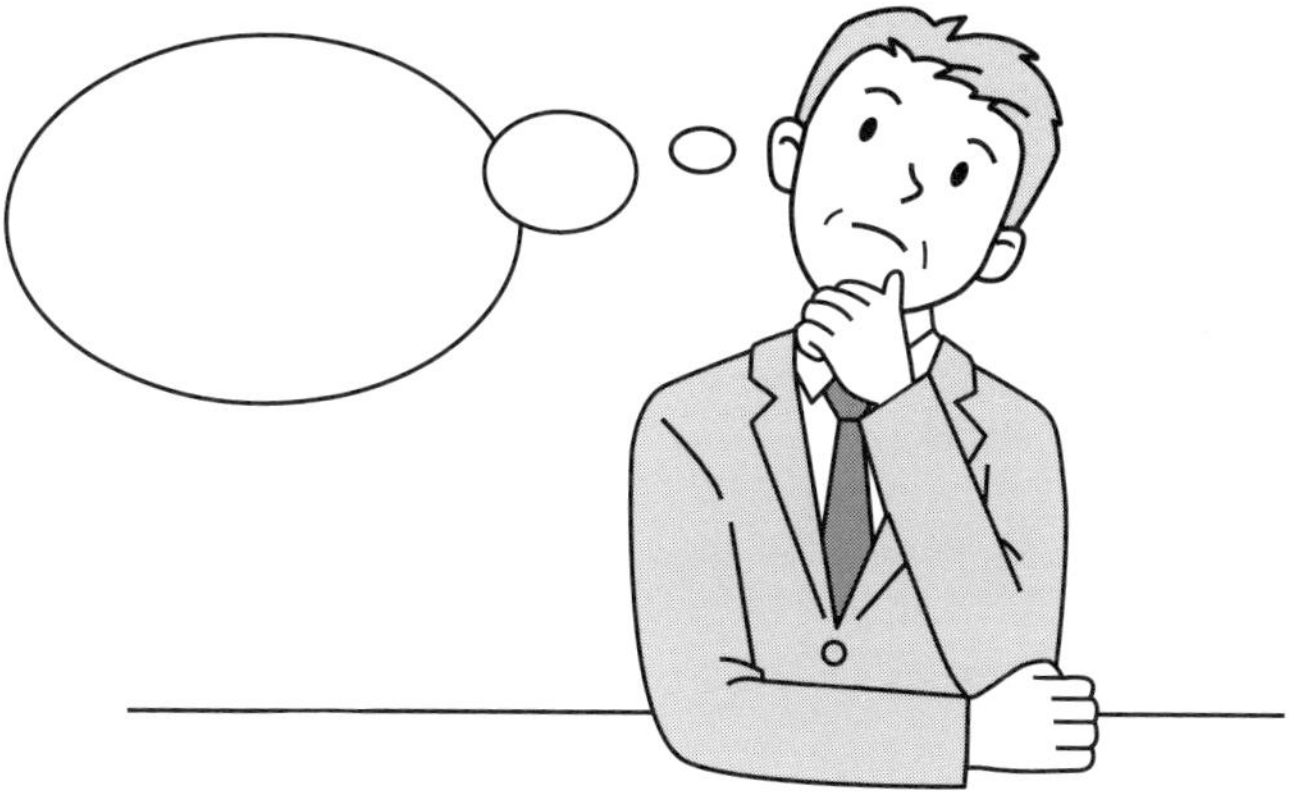

考えることで、記憶力を低下させていた海馬の働きも回復する

となど情報交換の機会を増やし、記憶力の強化に努めてください。

ただし、どんな方法でも脳を鍛えられるというわけではありません。

トレーニングするだけで脳全体が強化されると銘打っているようなものもありますね。その方法を試しても脳力が伸びなかったという場合には、他の方法も試してみる必要があります。

とはいえ、人それぞれに個性があるように、脳にも個性があります。つまり、**脳を鍛える方法は人によって違う**のです。

そこで本書では、脳の働きに合わせてその部位を効果的にトレーニングする方法をＰａｒｔ５で紹介しています。自分の脳に必要なトレーニング法を探して実践してみましょう。

加齢によるもの忘れとMCI、認知症の違い

	加齢によるもの忘れ	MCI（軽度認知障害）	認知症
原因	脳の海馬などの神経細胞の変性はないが、日常の生活習慣のかたよりで、使われていない脳番地（Part2参照）が多い	アルツハイマー型認知症の前駆状態。脳の神経細胞の変性や記憶障害など特定の症状が出現	神経細胞の消失、脳の毛細血管の障害、アミロイドβ《ベータ》の沈着などが進行。精密検査で陽性に出る
もの忘れ	忘れていたことを指摘されたら納得して、自分で再確認できる	出来事の一部をすっかり忘れて、指摘されても思い出せないことがある	出来事やその場で聞いたことを忘れる
症状の可逆性	症状は改善する	1～2年で認知症に進行する可能性が高い	徐々に進行し、自立生活が困難になる
日常生活	支障はないが、同じ生活パターンを見直すこと	支障はあるが、なんらかの工夫で自立生活ができる	中程度の認知症では、家族や公共の支援の準備が必要。認知症の中期になると、自分の記憶障害の程度さえわからなくなる

Part 2

8つの脳番地の連携を深めれば、老化に勝てる

脳は「8つの番地」に分けられる。まずはその役割を知ろう

脳には、実に1000億個以上もの神経細胞があります。**異なる種類の神経細胞が集団で活動することで複雑な脳の働きを支えています。**

そうした細胞の集団にはそれぞれ役割があり、同じ役割をもった細胞たちは、脳の一定の場所に集まるように位置しています。

そこで私は、細胞の働きの違いによって脳を地図に見立て、役割ごとに約120に区分し、8つの番地に振り分けました。

これが「脳番地」です。

神経細胞は年齢とともに減少し、老化しますが、**脳番地同士の連携力は年々成長します。**

この連携力をさらに強めていくと、脳を若返らせることができるのです。

そこでまずは、この8つの脳番地の役割を紹介しましょう。

8種類の脳番地

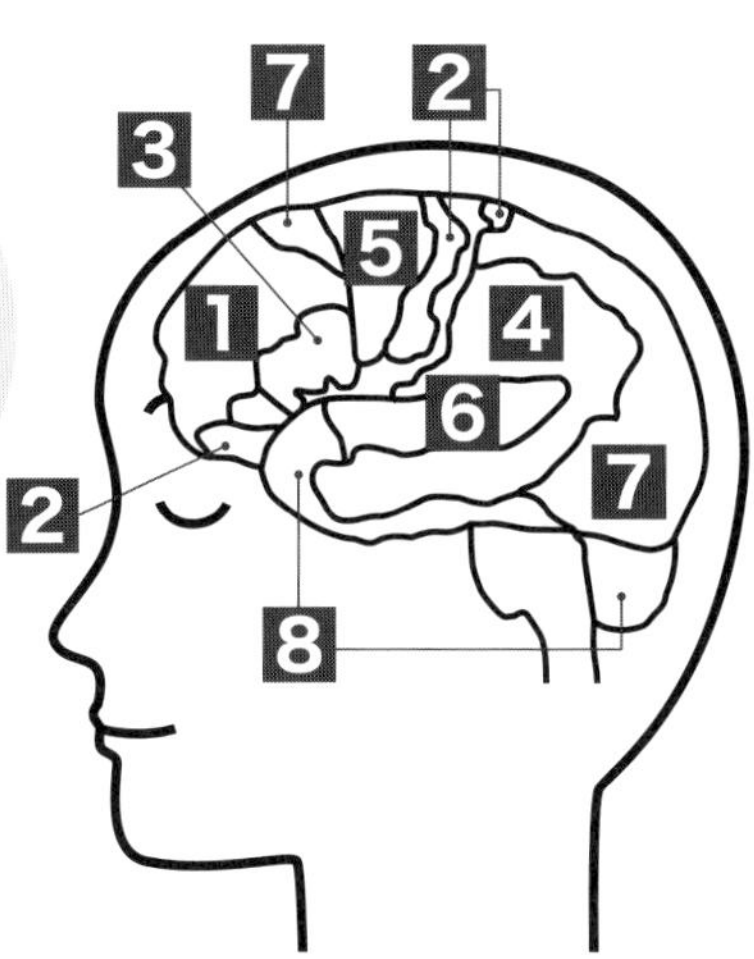

1 思考系	深く考えたり、発想したりするときに使う。鍛えれば柔軟、複雑な思考ができるようになる
2 感情系	喜怒哀楽を感じ、人の感情を理解するときに使う。死ぬまで成長し、衰えにくい
3 伝達系	話す、聞く、伝えるときに使う。コミュニケーション能力をつかさどる
4 理解系	物事を理解するときに使う。五感を通して入ってきた情報を知識に換える。好奇心がある限り成長する
5 運動系	身体を動かす際に使う。ほかの脳番地との連携が強く働く
6 聴覚系	耳で物事を聞くときに使う。言語系情報は主に左脳、非言語系情報は主に右脳が担当する
7 視覚系	目で物事を見るときに使う。文字、光、形、色の判別のほか、動体視力や価値を見極める役割も
8 記憶系	物事を覚えたり、思い出したりする際に使う。海馬の近くにある

自分の得意・不得意がわかる

脳番地チェック

1 思考系

- [ ] 同時に2つのことをこなせる
- [ ] 物事をすぐに決められる
- [ ] 新しいことに挑戦する意欲が高い
- [ ] 毎日安眠できている
- [ ] 身体に痛いところがない

▶チェック結果　□　個

2 感情系

- [ ] ドキドキ、ワクワクすることがけっこうある
- [ ] 怒りを抑えられる
- [ ] これからも人生は楽しいことがたくさんあると思っている
- [ ] 食べものやお酒でストレスを発散することはない
- [ ] 人の話に共感することが多い

▶チェック結果　□　個

3 伝達系

- [ ] 人と話すのが好き
- [ ] 失言は少ないほうだと思う
- [ ] 言ったことを誤解されることはまずない
- [ ] 人をひきつける話し方はできていると思う
- [ ] 手紙やメールはすんなり書ける

▶チェック結果　□　個

4 理解系

- [ ] 「最近の若い人は……」と思うことはない
- [ ] わからないことは、わからないままにしたくない
- [ ] 地図を読むのは得意
- [ ] 人の立場を考えて発言できる
- [ ] 整理整頓が得意

▶チェック結果　□　個

当てはまる項目をチェックしてください。チェックが多いほど得意な脳番地、少ないほど苦手な脳番地になります。チェックの個数だけでなく、かたよりにも注意して苦手分野は積極的に鍛えることが必要です。

7 視覚系

- □ 人混みでもぶつからずに歩ける
- □ 乗り物の窓から景色をけっこう眺める
- □ 映画館や美術館によく行く
- □ 空、月、星をよく見上げる
- □ 落ちているゴミにすぐ気がつく

▶チェック結果 □ 個

8 記憶系

- □ 「あの～」「え～と」と言うことは少ないと思う
- □ 人の名前はすぐに出てくる
- □ 冷蔵庫を開けて、何を出そうとしていたかわからなくなることはめったにない
- □ 「その話、前に聞いたよ」と言われることはまずない
- □ 昨日食べたものは3食とも思い出せる

▶チェック結果 □ 個

5 運動系

- □ 外出することが多い
- □ デスクワークのときは、こまめに立つ
- □ 脱いだ服はすぐたたむ
- □ 掃除がおっくうではない
- □ 利き手以外でもそこそこ使える

▶チェック結果 □ 個

6 聴覚系

- □ 会話するときは、相手も自分も同じくらい話している
- □ 聞こえなくて困ることはあまりない
- □ 聞き間違いは少ない
- □ 話しているとき、相手と話が重なったり、相手の話をさえぎることはない
- □ リズム感はあるほうだと思う

▶チェック結果 □ 個

脳番地の中で大きな影響を与えるのは「思考系」と「感情系」

8つの脳番地は、いずれも左脳、右脳の両方にまたがっています。

この中で、ほかの脳番地に最も大きな影響を与えるのが、1思考系脳番地と2感情系脳番地です。

特に感情系脳番地は、脳の前頭葉にあり、また海馬を含めた記憶系脳番地のすぐ前にあるため、その人の人柄を決める重要な役割を担っています。

前頭葉は目的や意思にもとづいて指示を出す機能をもっているため、**感情系脳番地を上手に使いこなせば、深く考えたりすることはもちろん、必要ないと判断した情報を遮断することもできます**。

また、海馬は人間の記憶に深く関わっているので、喜怒哀楽の感情をおもてに出すと、記憶に直接影響します。

感情系脳番地は思考系脳番地にも強い影響を与えるため、考えて行動するほど感情

脳番地の成長の過程

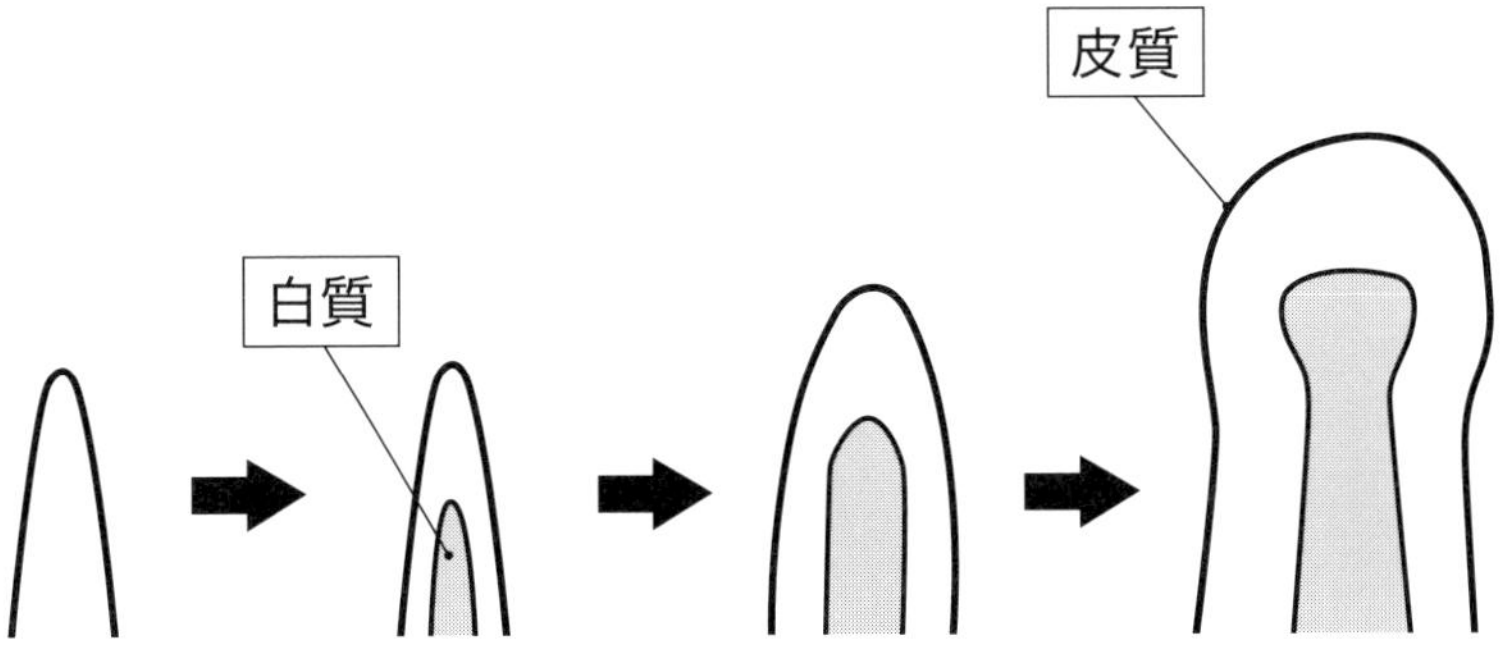

白質が発達すると、同時に皮質の表面積が広がる。
この成長の過程は樹木の枝が成長するかのよう

がコントロールできる、とても繊細な脳番地です。

また、[1]思考系脳番地、[3]伝達系脳番地、[5]運動系脳番地は、いずれも前頭葉の周辺に集まっていて、自発的な考えや行動を促す脳番地。

さらに、脳全体の比較的後方にある[4]理解系・[6]聴覚系・[7]視覚系・[8]記憶系の脳番地は、どれも自発的な考えや行動を起こすための情報を取り入れます。

この[4][6][7][8]の4つの脳番地を通して入ってきた情報は、考えたり、理解したり、記憶したりすることの材料になるので、ほかの脳番地と比べると受け身的な傾向があるといえるでしょう。

これらの脳番地をうまくつなげて使いこなすことで、脳が成長していくのです。

眠っている脳番地を刺激しよう。脳番地は連携することで鍛えられる

ＭＲＩ脳画像を年代別に見ると、新生児の脳は枝ぶりがほとんど発達しておらず、多くの部分が白い状態になっています。

やがて成長するに伴って枝ぶりは太くなり、もともと白かった部分は黒い枝で覆われるようになります。

一方、成人の脳は、大部分が黒くなっていますが、まだ一部に白い部分が残っています。実は、この白い部分は休眠中の脳番地なのです。

休眠中の脳番地には、成長に必要な情報が集められていない、未熟な神経細胞があります。この細胞は、成長の可能性を秘めている、潜在能力細胞と呼べるものです。

この**潜在能力細胞に刺激を与えて今まで発揮されなかった能力を開花させるには、まず、遊ばせている脳番地があることを自覚すること**でしょう。

人は、生活パターンや思考方法がそれぞれ違うので、どの脳番地をよく使っている

休眠中の脳番地は鍛えられる

下は、ある人の49歳と52歳のときの脳のMRI画像。黒く写っている部分が脳の発達しているところです。３年間で、左脳部分が発達したことがわかります。

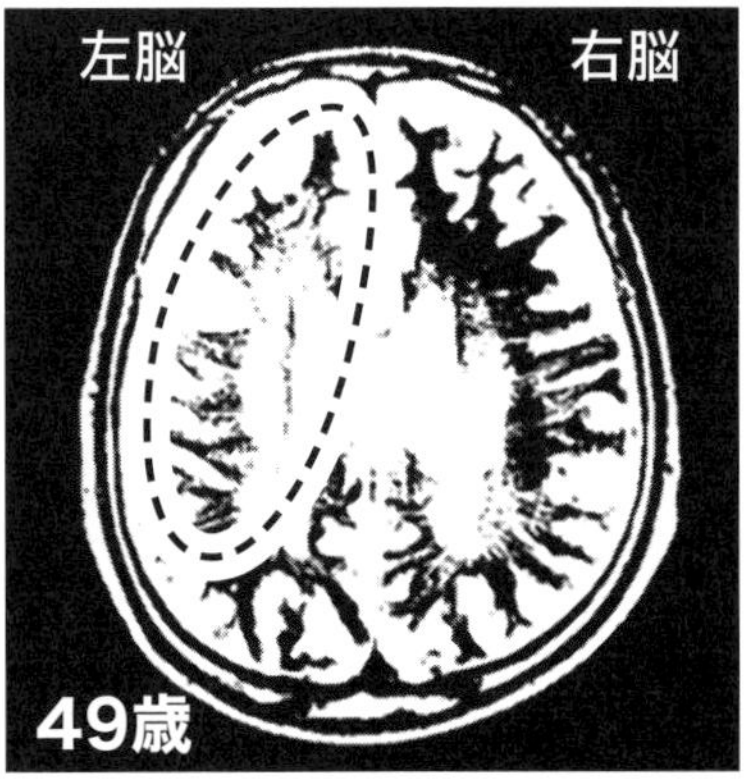

49歳まで手を使う仕事が主だったためか、左脳の前頭葉部分が白っぽくてあまり使われていないことがわかる

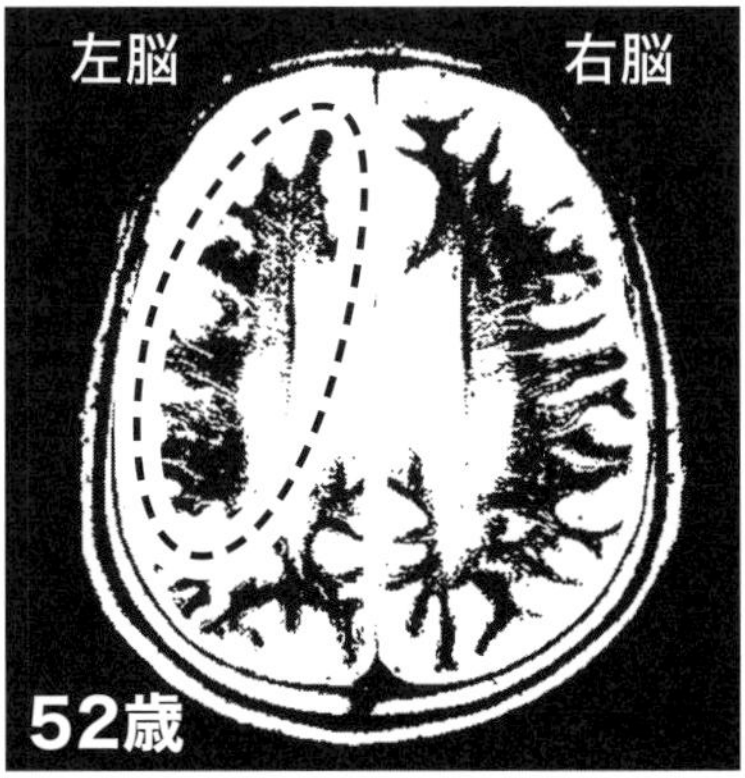

資料作りやプレゼンの機会が増えたため、言語系をつかさどる部分が鍛えられ、脳が成長した

かは、人によって異なります。

ふだんどんな仕事をしているのか、何に一番頭を使っているのかを考えれば、自分が鍛えるべき脳番地がどこなのか、わかってくるはずです。

もちろん、よく使っている脳番地もさらに成長させることができます。

また、前述のとおり、脳番地は別の脳番地とつながろうとする傾向があります。

たとえば、音楽を聴いて楽しんでいるときは、聴覚系と感情系の脳番地がつながっていますし、曲に合わせて歌えば運動系脳番地にもつながります。

このように、**脳の働きは脳番地同士の連携によって成り立っているので、こうした連携を上手に使えば、脳をさらに鍛えることができる**のです。

脳番地を刺激する3つのポイント

①日常の習慣を見直す

実際に脳のトレーニングをする場合、どんなことに気をつければいいのでしょう。

ここでは、脳を効果的に鍛えるためのポイントを3つ紹介します。

まず1つめは、**日常生活を見直す**こと。

生活習慣を変えることは、それまでの自分を見直すことになるだけでなく、自分の脳の使い方を一新することにもつながります。

たとえば、1カ月のお小遣いが4万円だった会社員が、急に3万円に減らされると言われたらどうでしょう。

厳しいと感じますよね。

これまで1日に使えるお小遣いは、月22日勤務として2000円足らず。ですから、昼食には1日1000円までのランチが中心で、ときには500円前後のお弁当と、やりくりしながら夜の飲み会代や買い物代もねん出していました。

食習慣を見直すのもいい変化になる

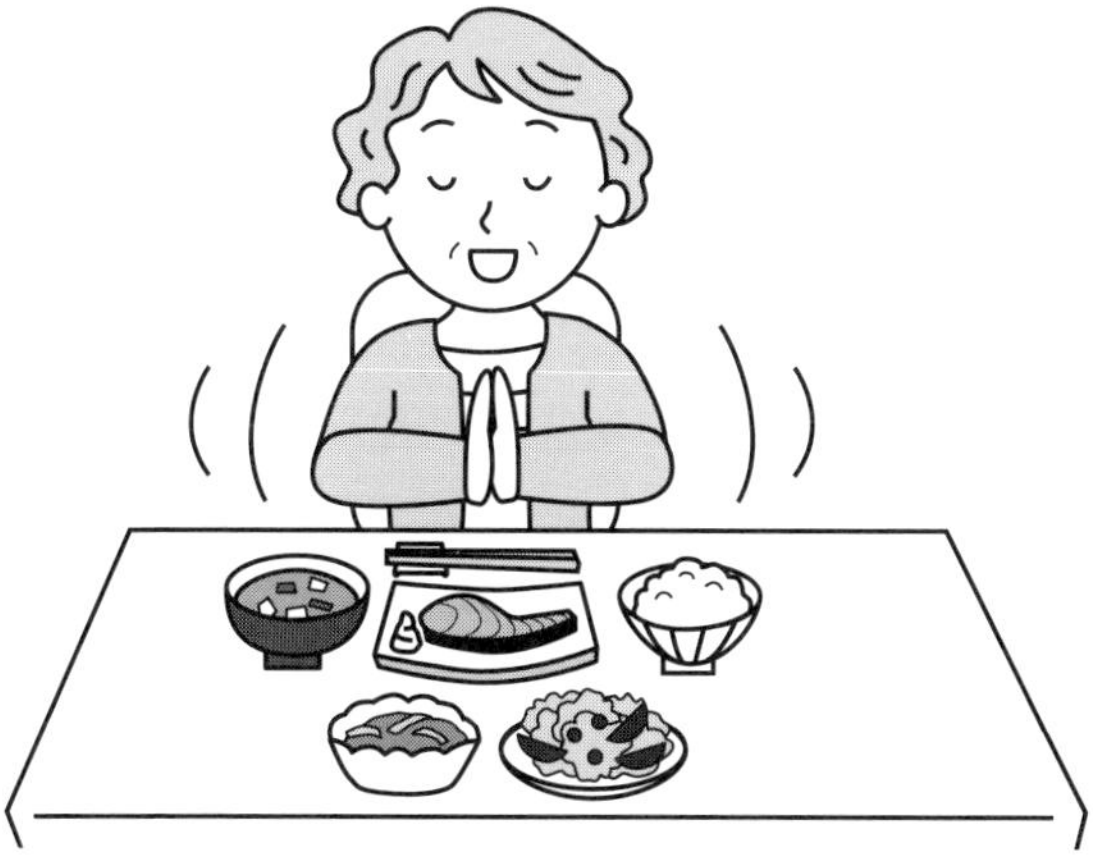

今までが肉料理中心だったら、低カロリー食、和食に変えてみるのもいい

それが月3万円となると、1日に使えるのは1500円以下です。

こうなると、昼はお弁当を作ってもらうとか、買い物の回数を減らすとか、なんらかの工夫をしなければいけなくなります。

ここで大事なのは、このように生活習慣を多少変えると、脳番地に負荷がかかるということ。

それまでかたよった使い方をしていても、**生活習慣を変えて新しい経験を作り出すことで、眠っていた脳番地が刺激を受けたり、関わっていなかった脳番地同士がつながったりします。**

脳を鍛えるには、特別な準備は必要ありません。このように、日常生活をほんの少し見直すことで、使っていない脳番地を刺激することができるのです。

②脳の癖を知る

2つめのポイントは、**脳の癖を知ること**。

脳の癖には2種類あります。すべての人に共通する癖と、それぞれがもっている固有の癖です。

このうち、誰の脳にも共通して見られる癖の4つの特徴を挙げます。

1. ほめられると喜ぶ

「聞き上手」と言われた瞬間、ほめられたことで聴覚系脳番地が反応し、より聞き上手になろうとします。このように、ほめられると脳番地は順調に成長します。

2. 数字でくくると認識しやすい

仕事でプレゼンするときに、思いつくままにダラダラ項目を挙げて説明するより、効果的なポイントを4つなどと数字を挙げて説明するほうが、相手方は理解しやすくなります。数字を初めに提示することで、脳は全体像を認識しやすくなるのです。

ほめられると脳も喜ぶ

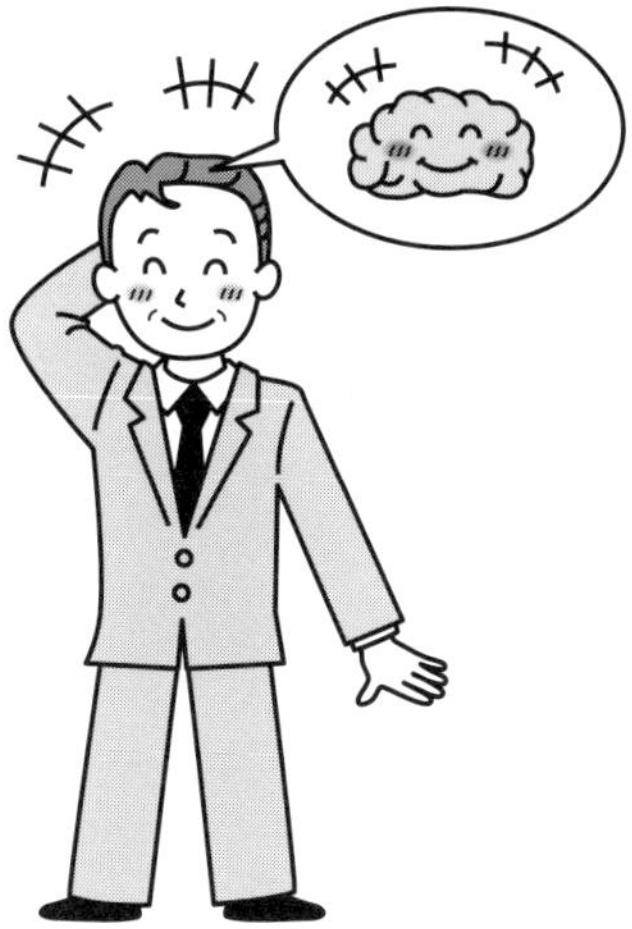

ほめられると、聴覚系脳番地が成長する

3. 締め切り設定でオンとオフが明確に

「午後5時までに必ず仕事を終わらせる」と決めれば、「どうやって片づけようか」と集中して仕事に取り組めるはずです。そして、仕事を終わらせた瞬間、脳はそれまでの思考から解放され、別の思考に移っていきます。つまり、デッドラインを設けることで、脳の思考にメリハリがつくのです。

4. 睡眠によってパフォーマンスが高まる

脳は起きている間に入力した情報を睡眠中に整理し、リセットしています。ところが、眠らないで起きていると、この作業ができません。たとえ短時間でもきちんと睡眠をとれば、頭の中が明確になり、高い成果を上げられるようになります。

このような癖や特徴を知って、脳を効率よく鍛えてください。

脳番地を刺激する3つのポイント

③「したい思考」で発想する

ほとんどの人は、会社でも日常生活でも「やるべきこと」をたくさん抱えているのではないでしょうか。

自分で「やりたいこと」があっても、それができないほどやるべきことが多すぎると、やがて何事に対しても「やらなければならない」と思いながら行動しているうちに、いつの間にか「やらされている」という感覚になってしまいます。

このような受け身の状態の「させられ思考」にとらわれてしまうと、上司から仕事の指示をされても、聴覚系脳番地が受け身的になってしまいますし、仕事の資料にいやいや目を通しているうちに、視覚的脳番地もいつの間にか受け身的になってしまいます。

脳を鍛えるときには、この**「させられ思考」を能動的な「したい思考」に変える**ことが大事なのです。

「させられ思考」から「したい思考」に

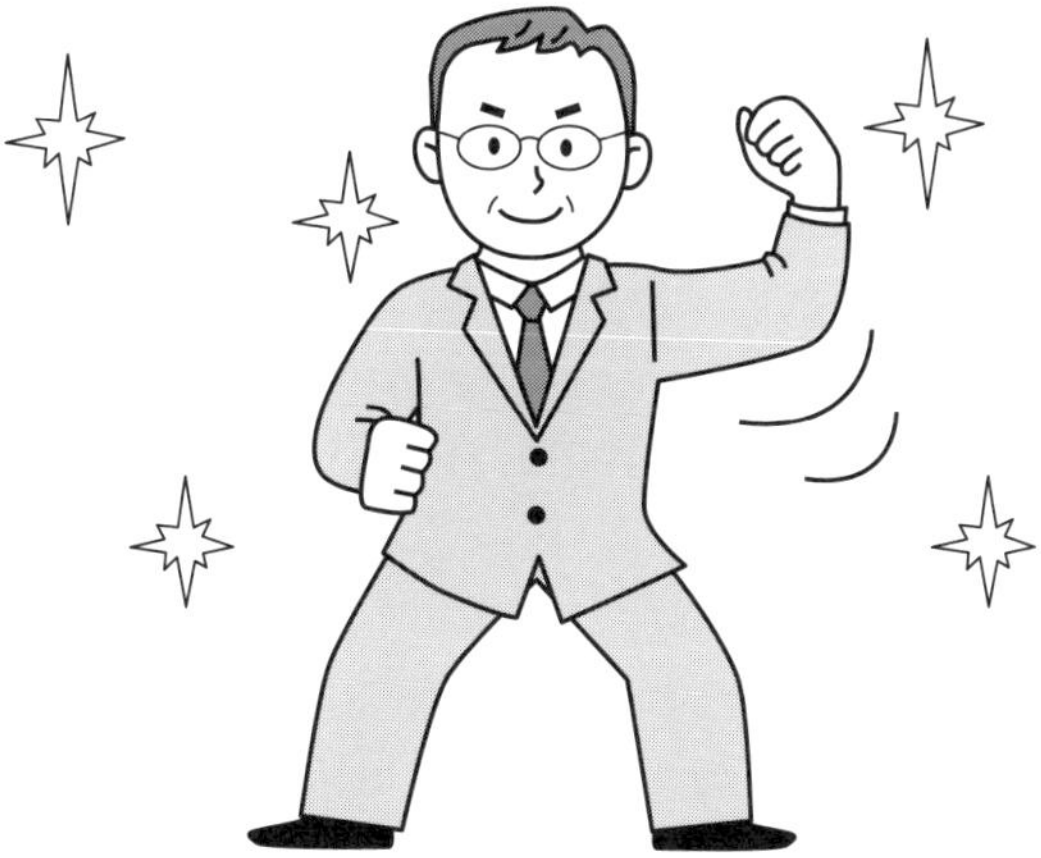

ポジティブシンキングで能動的になる

そこで心がけたいのが、情報には積極的にアクセスすること。入ってくる情報だけを得る姿勢では、受け身のままです。反対に、自分から情報を見つけに行くという姿勢でアプローチすれば、「したい思考」になります。

脳を鍛えるという行為は、明確な意思のもとに行われるものなので、「させられ思考」では効果は出ないのです。

つまり、自分の脳の習慣を見直して、それぞれの脳番地を「させられ思考」から「したい思考」へと変えないといけません。

Part4の暮らしアイデアやPart5の「ながら」エクササイズは、各脳番地に刺激を与え、「させられ思考」から「したい思考」に転換するための方法です。

ぜひ試してみてください。

小さなもの忘れを
ほったらかしにしない

刺激が少ない生活を毎日送っていると、40代、50代という年齢で脳の老化が進み始めている人も少なくありません。

その現れのひとつが、人の名前を思い出せなかったり、よく忘れものをしたり、言いたいことが出てこなかったりといった、小さなもの忘れ。

こんなふうに、歳とともに脳が衰えてしまった人がいる一方で、歳をとっても脳を成長させられる人がいるのはなぜでしょうか。

いろいろな要因はありますが、誰にでもよくある小さなもの忘れをスルーしてしまうかしないかも、脳力に差がつく大きな要因のひとつでしょう。

脳の小さな問題を見過ごしてしまうか、見過ごすことなく対策を講じていくかが、日々積もり積もって差をつけることにつながってくるのです。

特に歳をとると、不注意が重なって、脳の小さな問題の傷口がより広がっていくことになります。

まだ間に合います。

これまで使っていなかった部分の神経細胞を覚醒させていけば、加齢によるマイナスを補って、脳を成長させていくことも可能なのです。

日常的に起こる小さなもの忘れをほったらかしにせず、できる限りの対策をほどこして脳を成長させるように心がけてください。

Part 3

4コマで見る もの忘れ9つのパターン

4コマで見る もの忘れ 9つのパターン 1

冷蔵庫を開けたとたん、何を取り出そうとしていたのかわからなくなった……

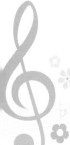

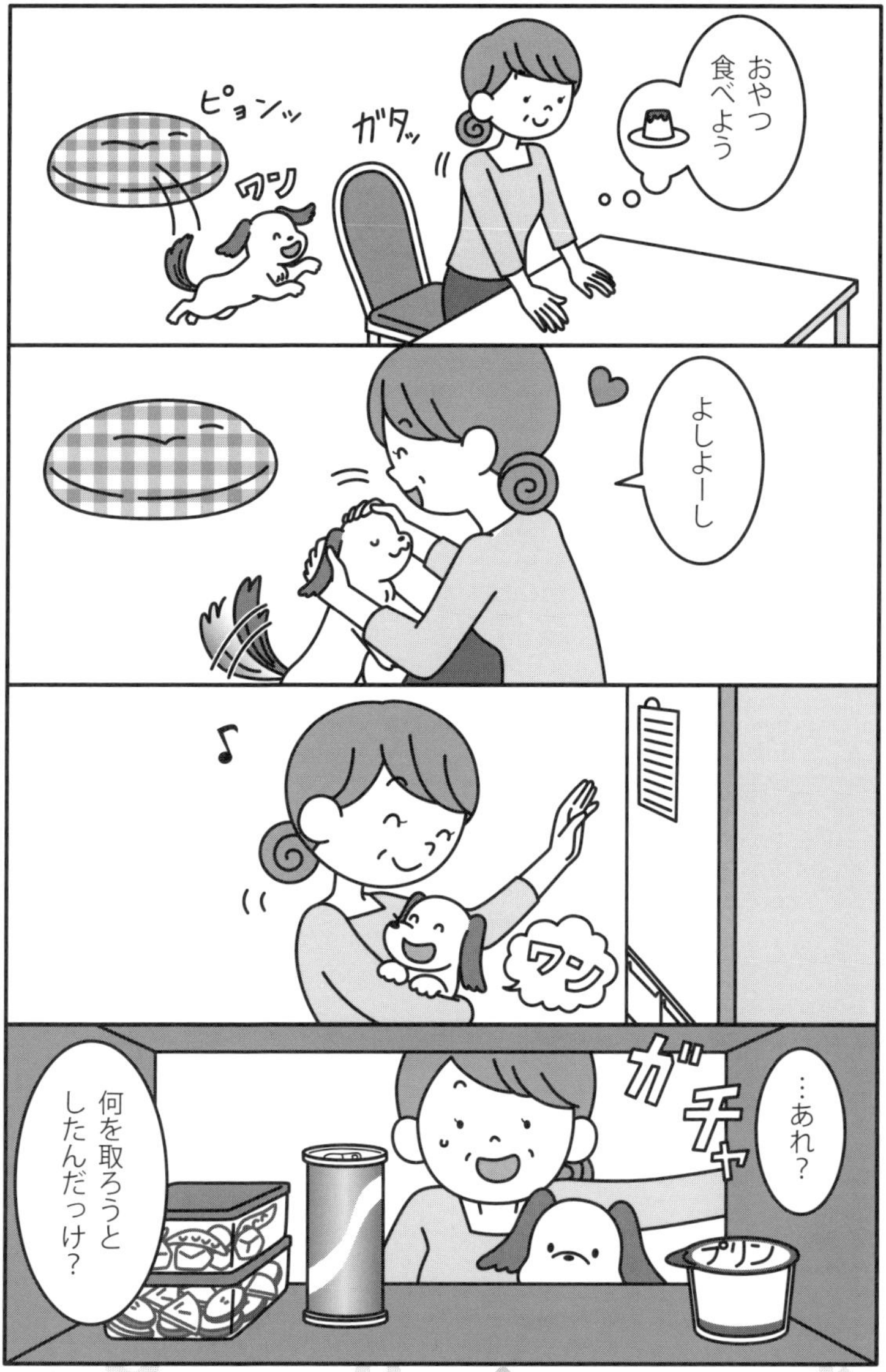
おやつ食べよう
ガタッ
ピョンッ
ワン
よしよーし
ワン
ガチャ
…あれ？
何を取ろうとしたんだっけ？
プリン

何か強い刺激に注意を奪われると、前に考えていたことを忘れてしまう

家事が一段落してリビングでくつろいでいるときに、ふと「お菓子を食べよう」とか「ドリンクを飲もう」と思うことがあるかもしれません。

ところが、立ち上がって冷蔵庫に向かおうとしたとき、急に愛犬が駆け寄ってきて、じゃれつこうとしてきたら、かまってしまう人は多いと思います。

このように、思考系や運動系の脳番地が反応しているときに、視覚系や感情系の刺激がはさまると、その前に思っていたことを忘れてしまいがちです。

冷蔵庫を開けた瞬間に何を取りに来たのか目的を忘れてしまうのは、愛犬をかまうという**強めの感情刺激が間に介在したことで、思考の連続性が途切れる**から。

使われる脳番地が思考系から感情系へとシフトし、注意の矛先が自分の思考から自分の感情へと移ったことによって、冷蔵庫に移動する前に考えていたことがきれいに消えてしまったわけです。

パターン1の対処法
一瞬やることを見失ったら、やることを脳にゆっくりインプット

何を取ろうとしていたか忘れてしまうのは、どうしても必要とはしていないものということもあるのではないでしょうか。つまり、思いつきで、きちんと記憶していないということが大きく影響しています。

したがって、「あれを取りに行かなくちゃ」「あれをやらないと」と思い立ったときは、**行動に移す前に、「やること」をしっかり脳にインプットすることが大切**になります。

このケースでは、席を立つ⬇移動する⬇冷蔵庫を開ける⬇プリンを取り出す⬇席に戻る⬇プリンを食べる、といった流れをおおまかにシミュレーションしてみるのです。

おおげさと思うかもしれませんが、そこまで行うと、やるべきことが脳にインプットされ、途中で邪魔が入っても行動に確実さが増し、こうしたもの忘れはかなり減らせるでしょう。

もちろん、一瞬忘れたことをすぐ思い出せる状態なら、このようなシミュレーションは必要ありません。

4コマで見る
もの忘れ
9つのパターン
2

買い物に行き、自分で買おうと思っていたものを買い忘れてしまった……

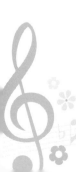

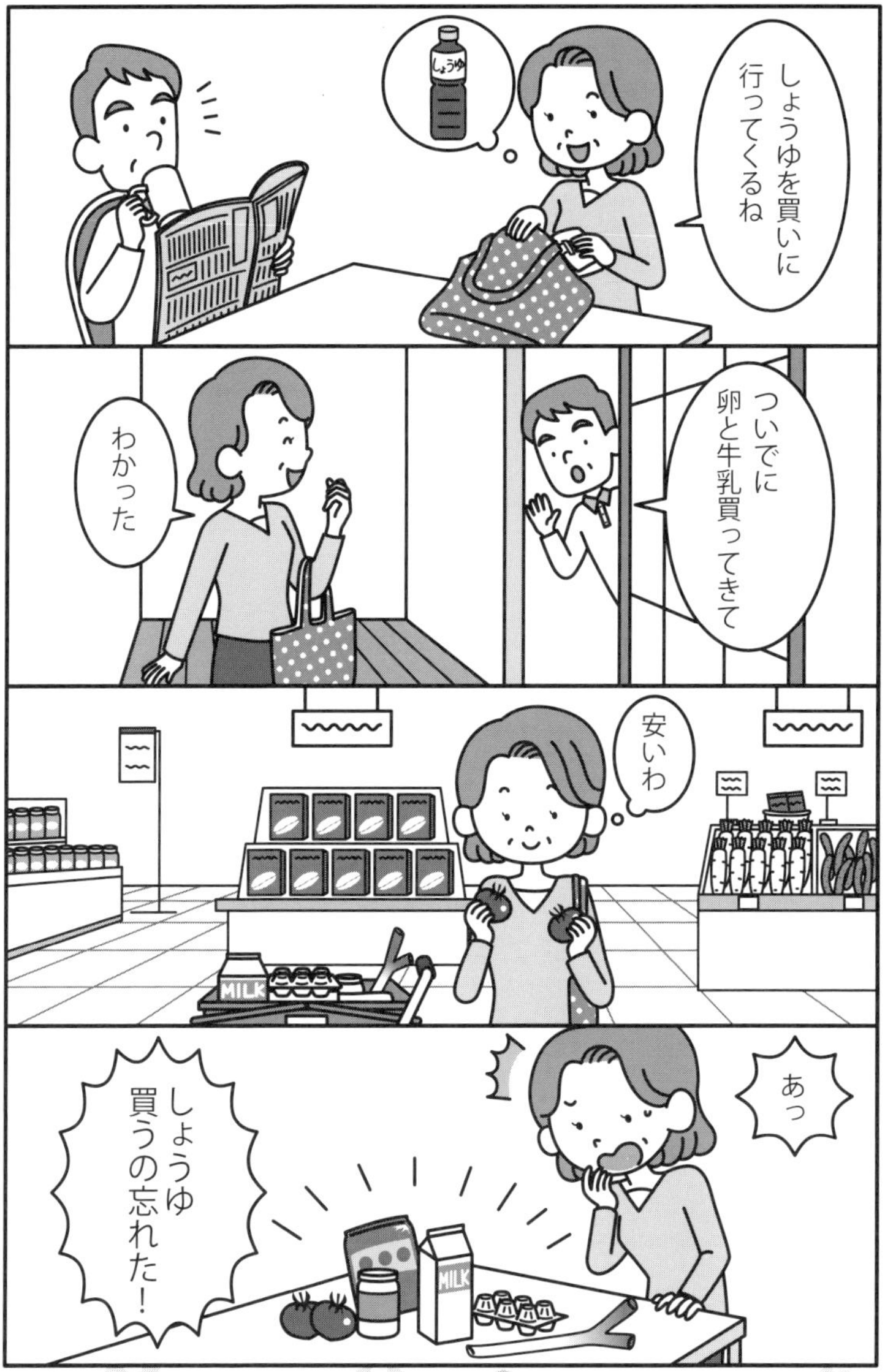
しょうゆを買いに行ってくるね
しょうゆ
ついでに卵と牛乳買ってきて
わかった
安いわ
MILK
あっ
しょうゆ買うの忘れた！
MILK

4コマで見る もの忘れ 9つのパターン 2

うっかり系のもの忘れが多いのは、注意力、記憶力が落ちてきたサイン

「書類を家に置き忘れた……」

「携帯電話を持たずに出てきてしまった……」

このような、うっかりの忘れものがあったという人は、少なくないはずです。

買い物に行く際、家族から頼まれたものはしっかり覚えていたのに、自分が買おうとしていたものは忘れていたということは意外とあるでしょう。もちろん、その逆に家族からの依頼を忘れてしまうことだってあります。

これは、思考系や記憶系の脳番地が働く際に伝達系脳番地の活動がなく、３つの脳番地がうまくリンクしなかったことに原因があります。

それがたまの「うっかり」なら、問題ないでしょう。**しかし、忘れものや探しものがあまりにも多いようなら、思考系や記憶系、伝達系の脳番地のどれかの力が低下して、注意力や集中力、記憶力が落ちてきた**と考えたほうがいいかもしれません。

パターン2の対処法
メモと朝のカバンチェックでうっかり系もの忘れをなくす

うっかり系もの忘れが多い人は、メモをすることをおすすめします。頭に浮かんだことや思いついたことは、次の瞬間には消え去ってしまうもの。メモをして残しておけば、文字として残り、記憶にもしっかりインプットされます。

ですから、メモの習慣があるだけで、うっかり系もの忘れをかなり減らすことができるはずです。

メモは、記憶力や注意力、集中力、思考力、発想力など、さまざまな力を引き出してくれる最高の脳活性アイテムといえるでしょう。

また、忘れものが多い人におすすめしたいのが、出かける前の5分間でカバンの中身を整理すること。

人間の脳は、時間制限を設けると、注意力や集中力を発揮するようになるので、荷物を入れ替えたり、必要な種類や道具を確認したりするようになります。

知人にばったり会ったが、最後まで名前が出てこなかった……

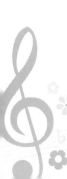

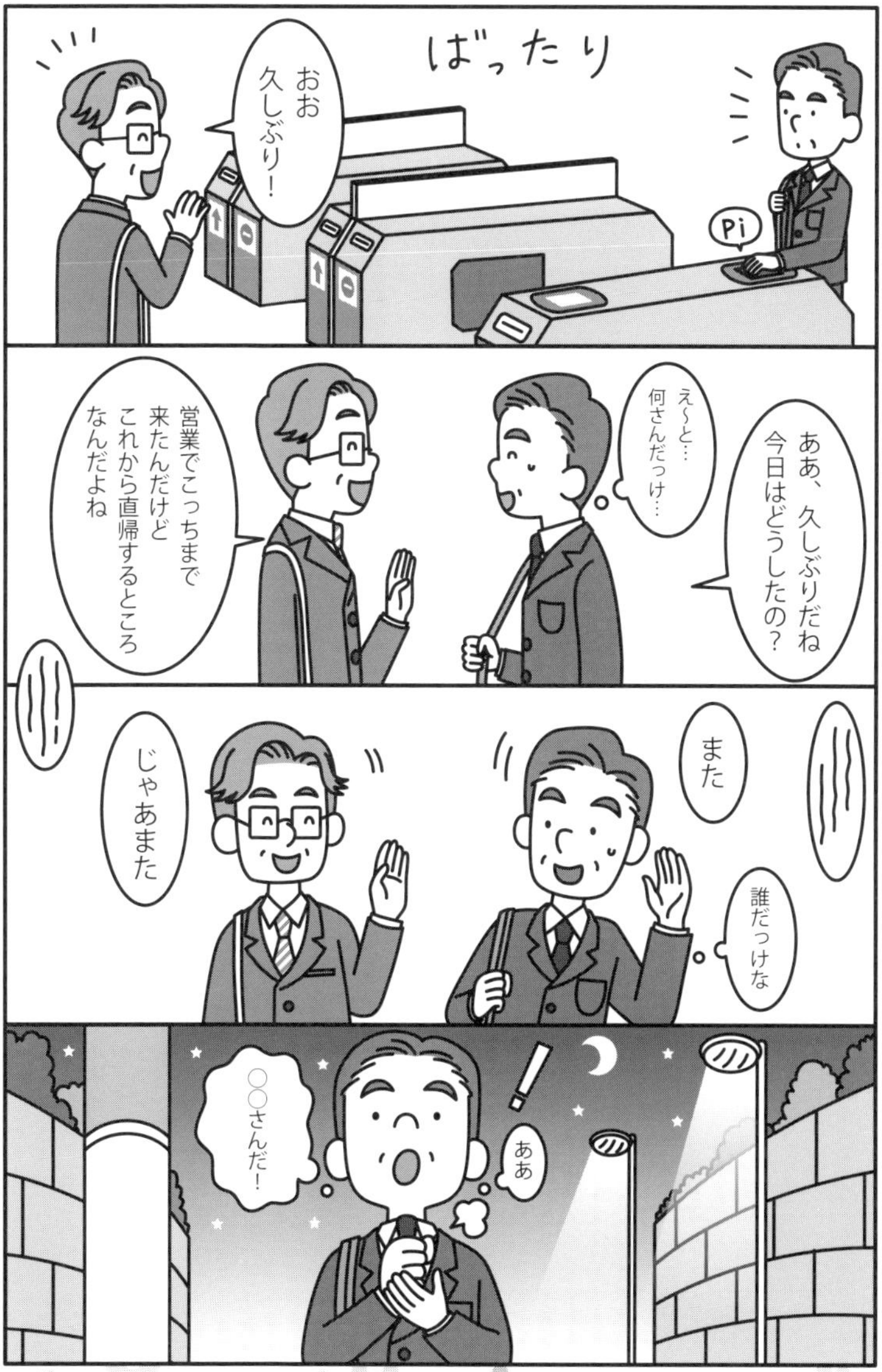
ばったり
Pi
おお
久しぶり!
ああ、久しぶりだね
今日はどうしたの?
え〜と…
何さんだっけ…
営業でこっちまで
来たんだけど
これから直帰するところ
なんだよね
誰だっけな
また
じゃあまた
ああ
○○さんだ!

4コマで見る
もの忘れ9つのパターン3

脳内記憶の容量がいっぱいになると、古い情報を取り出しにくくなってくる

仕事関係で昔知り合った人と、偶然帰り道で会うこと、ありませんか? ほとんどは挨拶する程度で別れますが、ある程度親しくしていた人となら、少し話をすることもあるでしょう。

ところが、顔はよく知っているのにどうしても名前が出てこないことがあります。脳内にためられている記憶のファイルは、年齢や経験を重ねるごとに増えていきます。当然、記憶すればするほど、ファイルにたまる量は増えていき、膨大な量の中からひとつを選び出すのが難しくなってきます。

なかでも、古い知り合いの記憶などは、古い倉庫の奥にしまわれているようなもの。ですから、それを探し出してくるにはかなり時間を要してしまうことになります。

しかも、**歳をとると、記憶を取り出す力自体が低下します**。そのため、脳の奥底にしまわれたひとつの名前を取り出す作業にかなり苦労することになるわけです。

パターン3の対処法
人の名前が出てこなくなったら、関連づけを習慣に

人の名前や顔をしっかり覚えるには、関連づけすることがとても有効です。

初対面の人でも、「この人は、お世話になった先生に似ているな」と知り合いと関連づけて覚えれば、その人の名前や顔がより記憶に定着しやすくなります。

したがって、なかなか人の名前と顔を覚えられないという人は、**ふだんから関連づけることを習慣に**してみてはどうでしょう。

たとえば、自分の知り合いの中から2人をピックアップして、その人たちの共通点を探してみるのです。その2人の顔が似ていなくてもかまいません。「高校時代の恩師」と「取引先の営業マン」といった、お互いに面識がなく、まったく関係のないグループに属する人のほうがいいでしょう。

意外な共通点を見つけられると、だんだん関連づけが楽しくなってきます。それが記憶系脳番地を刺激するトレーニングにつながっていくはずです。

4コマで見る

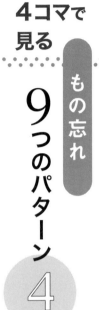

もの忘れ

9つのパターン

4

お湯を沸かしたのに、テレビを見て忘れてしまい、お湯を沸かし直した……

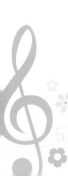

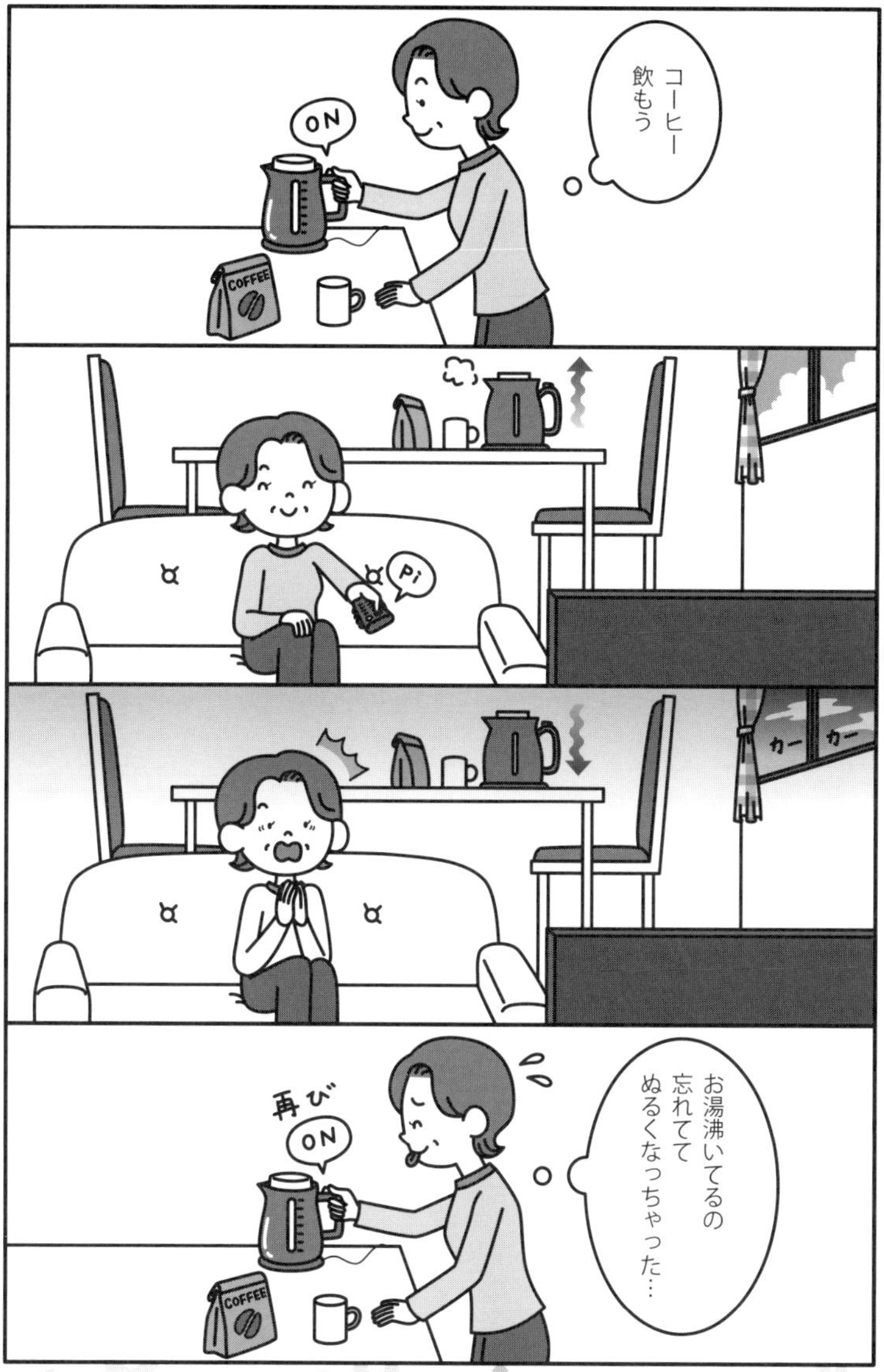
コーヒー飲もう
ON
Pi
カー
カー
お湯沸いてるの忘れててぬるくなっちゃった…
再び
ON

お湯を沸かすのは従属的行為。視覚系と感情系にさえぎられる

ちょっとした時間つぶしでテレビを見ていたのに、思いのほかおもしろくて見入ってしまうというのはよくあることでしょう。本を読んでいたり、携帯電話でネット情報を見ていたりしても同様です。

そんなとき、お湯を沸かしたこともすっかり忘れていた、などということはままあるもの。

なぜなら、お湯を沸かすのはコーヒーを飲むための準備、従属的行為だからです。メインのコーヒーを忘れることはないでしょう。

いってみれば、**視覚系と感情系の脳番地によって、思考系と運動系のネットワークが乖離《かいり》した**のです。

つまり、視覚系と感情系の脳番地が働いてしまい、沸いたお湯をカップに注ぐという動作が一時的にさえぎられたということになります。

パターン4の対処法

沸騰したのがわかる状態で待つのがベスト

沸いたら音の出るヤカンならともかく、最近の電気ケトルは音がほとんど出ないので、テレビを見たり、音楽を聴いたりしながら沸くのを待つのには、不向きです。**どちらも聴覚系脳番地が影響を受けるものなので、沸騰音が聞こえなくなってしまいます**。

そのため、ぬるくなったお湯を沸かし直す手間がかかってしまいかねません。したがって、たとえば、新聞や本、ネットニュースなどで文字を読んだり画像を見たりして、沸くまですぐそばで待つというのがよさそうです。

もちろん、電気ポットを使っていれば、保温機能がついているので沸いたのにすぐ気づかなくても大丈夫。

電気ポットではなく、やかんを火にかけたままそばを離れるのは、火事にもなりかねませんので、十分気をつけてください。

いずれにしても、ゆっくり沸くのを待つという姿勢が大事です。

4コマで見る

もの忘れ

9つのパターン

5

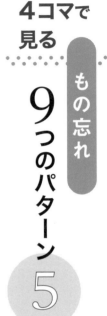

買い物をして支払おうとしたら、財布がなかった……

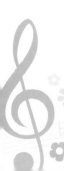

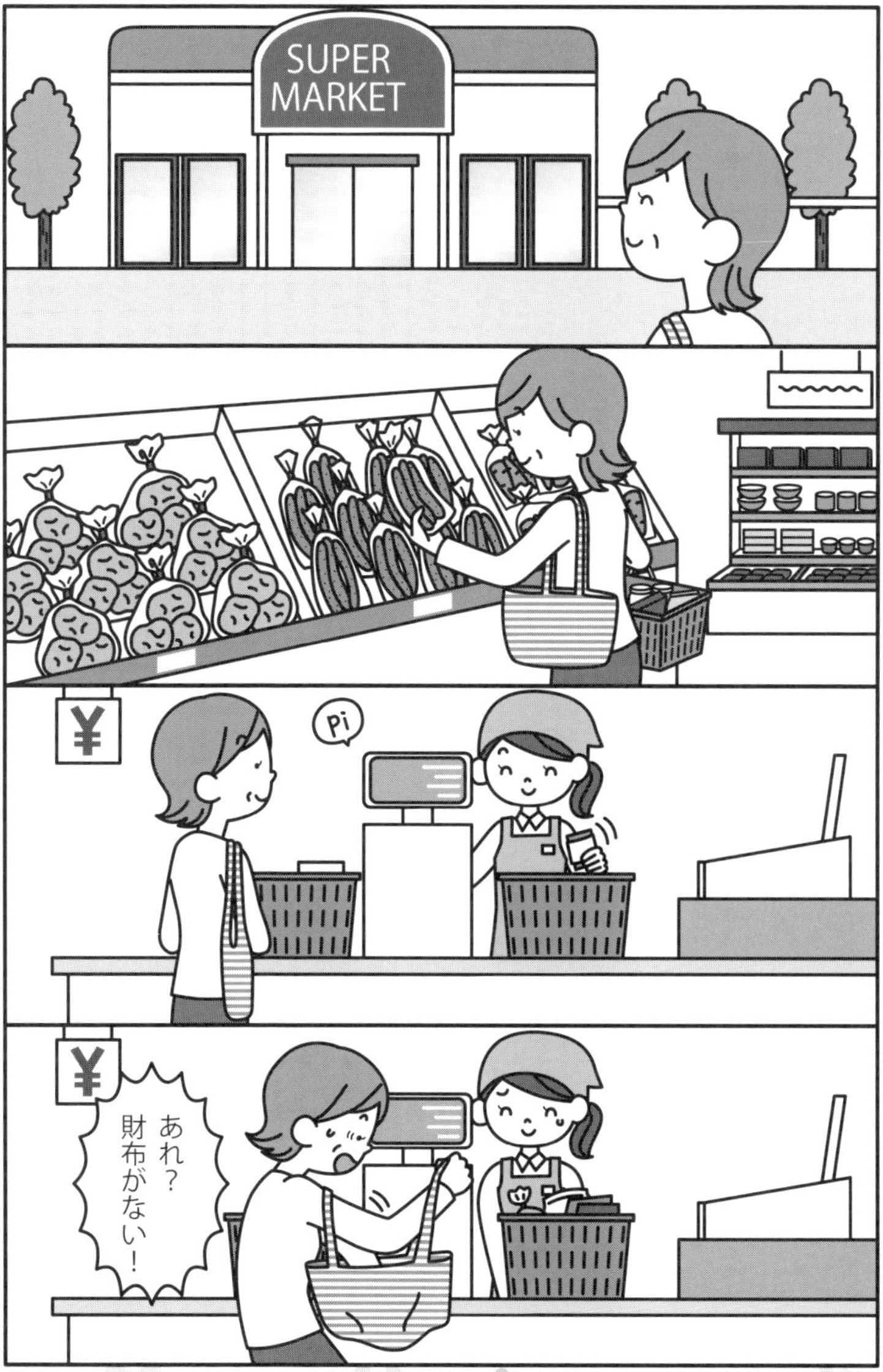
SUPER
MARKET
Pi
あれ？
財布がない！

4コマで見る もの忘れ 9つのパターン 5

「うっかり系もの忘れ」が続くと、大きな失敗につながることも

買い物が終わって支払いをしようとしたら、財布が見つからない……。

このような経験、誰にでもあるのではないでしょうか。

現金がないならキャッシュレスでカード払いしようと思っても、すべて財布に入っています。そうなると、商品はすべて返してもう一度出直すしかありません。

家に帰って探してみると、前日出かけた際に使ったバッグに入っていたりする、などということはよくあります。

こうしたうっかりもたまになら笑い話ですむでしょう。しかし、あまりにも**しょっちゅう忘れものをしているようなら、思考系や記憶系、伝達系脳番地などの力が低下して、注意力や集中力、記憶力が落ちてきた**と考えるほうがいいかもしれません。

この「うっかり系もの忘れ」には、無意識にとった何気ない行動が影響していることもあります。それが取り返しのつかない大きな失敗につながることもあるので、注意が必要です。

パターン5の対処法
瞑想《めいそう》や腹式呼吸で まずは心を落ち着かせる

そそっかしい忘れものが多い人は、ふだんから落ち着きがなく、ちょっとしたことで気が散りやすい注意力散漫な傾向があるのかもしれません。

そういう人は、心身を鎮めるとされるメソッドに挑戦してみてはどうでしょう。

たとえば、「**一日10分、瞑想する**」や「**腹式呼吸を取り入れる**」など、自分に合いそうなものが見つかったら実践してみるのです。すると、バタバタしたときにも落ち着いて注意を払えるようになって、忘れものを減らしていくことにもつながるかもしれません。

また、あれをやらなきゃ、これもしなきゃと、脳内がとり散らかっている人も忘れものが多いようです。そういう人に必要なのは、脳内のお片づけ。たとえば、今日一日を振り返って、俳句を作るのはどうでしょう。

あれこれと振り返りながら、どうまとめようと思案していると、自然に頭の中が整理されて、**自分の行動が客観的に見えてくるようになる**はずです。

4コマで見る
もの忘れ
9つのパターン
6

酔ってもいないのに、何度も同じ話をしてしまう……

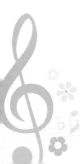

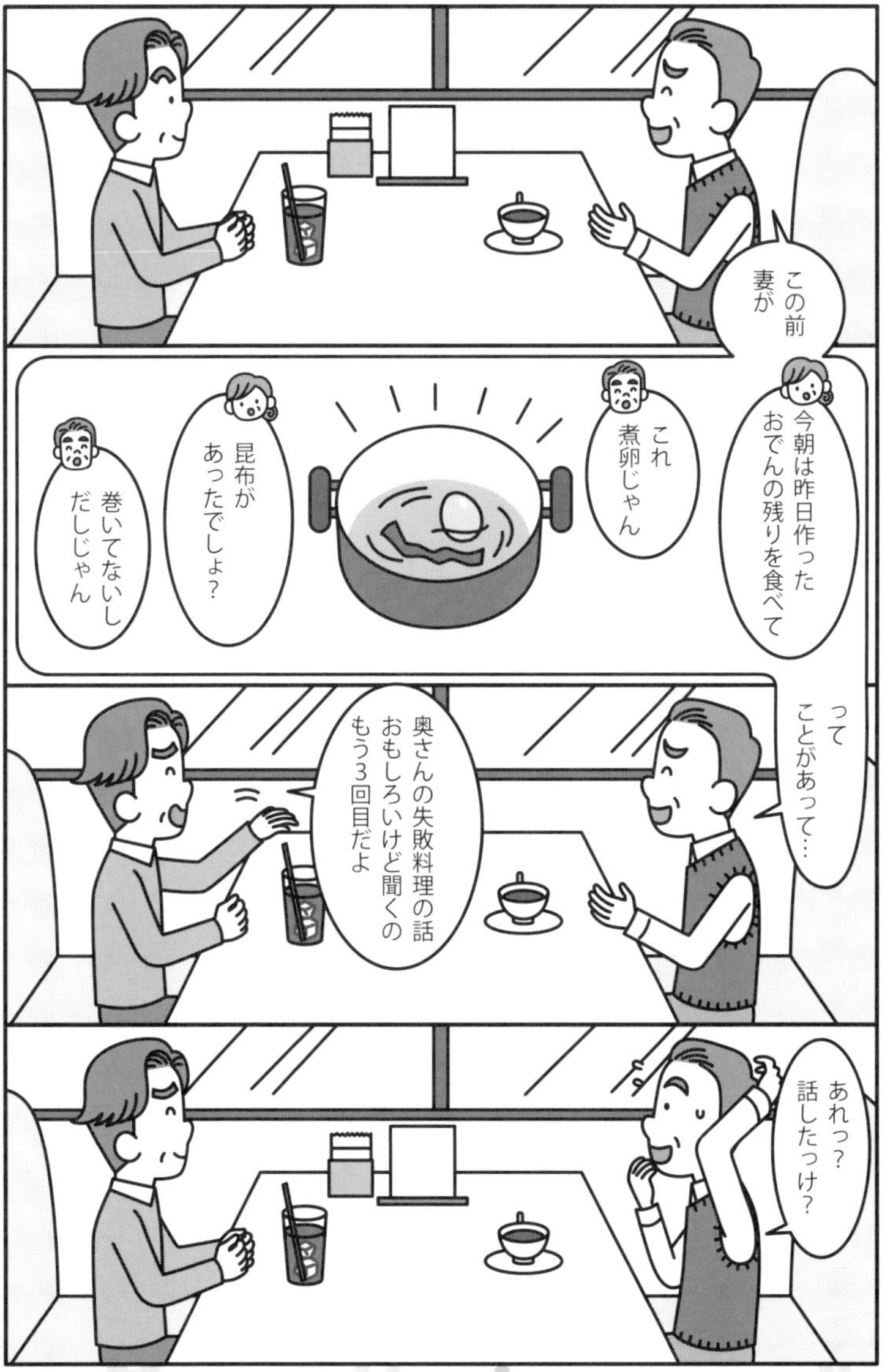
この前
妻が
今朝は昨日作った
おでんの残りを食べて
これ
煮卵じゃん
昆布が
あったでしょ?
巻いてないし
だしじゃん
って
ことがあって…
奥さんの失敗料理の話
おもしろいけど聞くの
もう3回目だよ
あれっ?
話したっけ?

自分の根幹に関わる話はいつまで経っても忘れない

同じ話を何度も繰り返ししてしまう人は少なくありません。特に、お酒に酔って上機嫌になると、リピート再生するように同じ話題を繰り返す人もいます。

その話をするとウケたりもするので、きっと気分よくしゃべっているのでしょう。そんなふうに繰り返したくなるのは、仕事の苦労話にせよ、家庭の自慢話にせよ、**その人が深く関わってきたコアの部分の記憶**のようなものだから。

いわば、頑張ってきた証しでもあるのです。

日頃は遠慮しているのにお酒が入るとそうした話をしたくなるのは、アルコールによって理性や分別の重しがなくなり、その人が本来もっている地の部分、コアの部分が現れてきたようなものなのでしょう。

なお、**こうした記憶は、たとえアルツハイマー型認知症になっても比較的残りやすい**とされます。脳に深く刻まれた記憶は、いつまでも消えずに残るものなのです。

パターン⑥の対処法
ノートに書いて記録すれば何度も同じ話をしなくなる

酔っているときに同じ話をするのは、脳の思考回路が一時的にマヒしているだけ。

一方、普通の状態で何度も同じ話をしたり、同じ質問を繰り返したりするのは、認知症の初期症状である短期の記憶障害の可能性があります。

ただし、パターン⑥の場合は、過去の自慢話や苦労話を聞いてほしいだけなのですから、認知症とはいえません。

本人にとって大事なのは、誰に言ったかではなく、伝えたいことが伝わったのか。

つまり、自分のコアの部分が伝われば、満足なのです。

とはいえ、話される相手にとって、それは迷惑でしかありません。

これをなくすためには、**よく話している内容をノートに書いて記録する**ことをおすすめします。

書くことで記憶がまとめられますし、無駄に何度も話すこともなくなるはずです。

4コマで見る もの忘れ 9つのパターン 7

上司からの至急業務を優先したら、直前の業務を忘れてしまっていた……

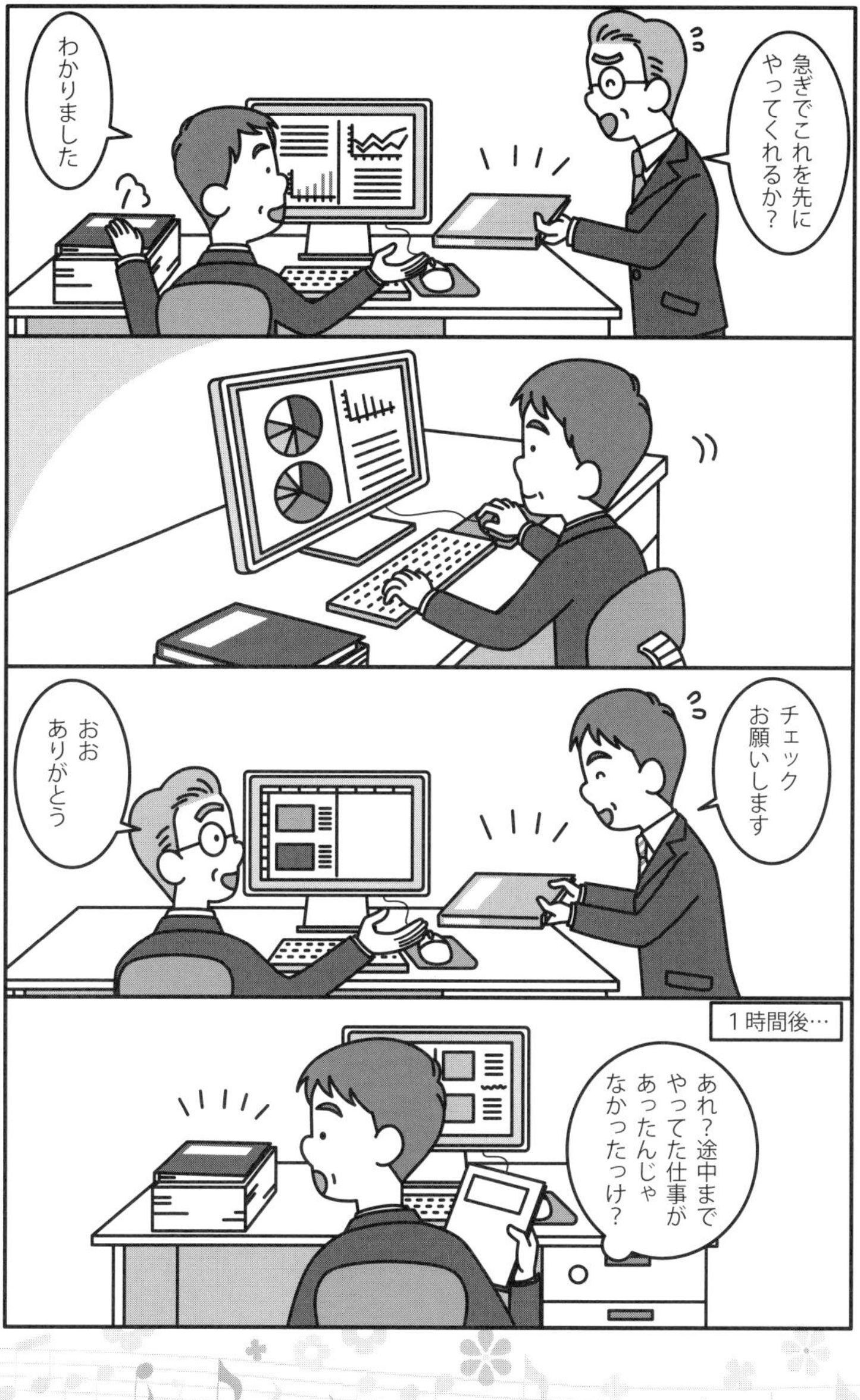
急ぎでこれを先にやってくれるか？
わかりました
チェックお願いします
おおありがとう
1時間後…
あれ？途中までやってた仕事があったんじゃなかったっけ？

4コマで見る もの忘れ 9つのパターン 7

急な業務が終わったのに、元の仕事を忘れていた

仕事中、上司から「これを先に仕上げてほしい」と、急な仕事を割り振られることもあるでしょう。

もちろん業務命令ですから、否も応もありません。

それまでやっていた仕事はわきにおき、一心不乱で取り組んだおかげか、意外とすんなり終わらせることができました。

すぐに次の仕事に取りかかります。

ところがしばらく経って、ふと思います。

「あれ、さっきは別の仕事をしていたんじゃなかったっけ?」

そう、やりかけていた仕事をすっかり忘れていたのです……。

こんなふうに、**記憶があいまいになってしまい、小さなもの忘れが起きる**ことがあります。これは、集中力の欠如が一時的に起きて、招いたことです。

パターン7の対処法

やるべきことをメモして目立つところに貼っておく

自分がやるべき仕事を見失わないための、一番簡単で効果的な方法はメモをとることです。

毎日、出社してからまず、すべき仕事を付箋にメモして、パソコンなどの目立つところに貼っておきましょう。

そうすれば、業務中に上司から緊急の仕事が依頼されても、それが終わればまた元からやっていた仕事を忘れることなく続けることができます。

また、大事なことを思いついたら、これもすぐにメモするようにしましょう。大事なことは頭の中にとどめておいても、すぐにどこかへ消えてしまうかもしれません。

しかしメモさえしておけば、時間が経っても失われませんし、自分がやるべきこととして内容がしっかり脳にインプットされることになるのです。

4コマで見る もの忘れ 9つのパターン 8

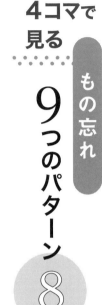

友達との約束を忘れてダブルブッキング。連絡せずにすっぽかした……

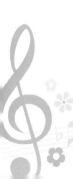

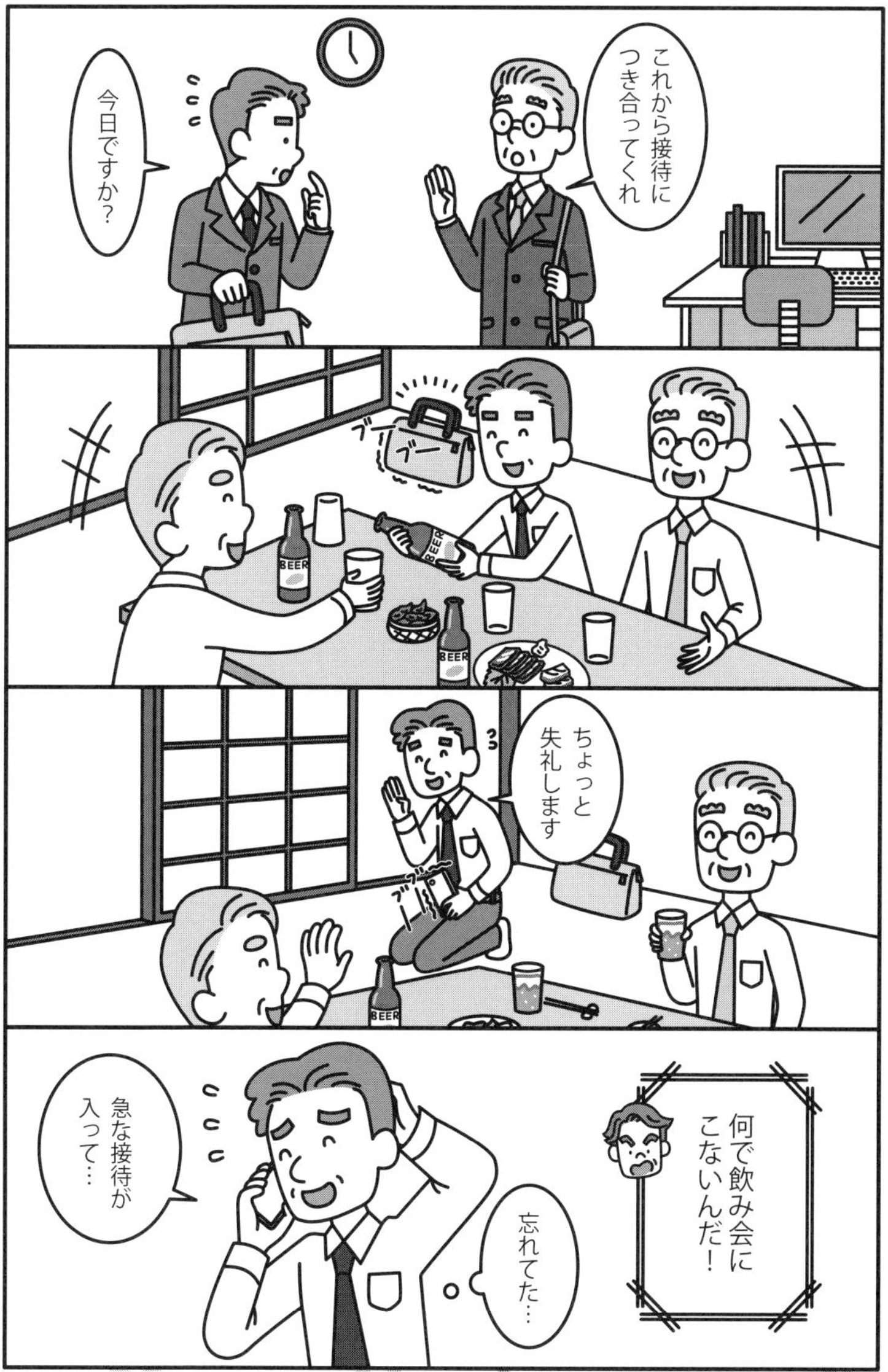
これから接待につき合ってくれ
今日ですか?
ブーブー
ちょっと失礼します
何で飲み会にこないんだ!
忘れてた…
急な接待が入って…

4コマで見る
もの忘れ
9つのパターン
8

予定を必ず確認して、行動をシミュレーションしておく

大事な会合を忘れてすっぽかしてしまったり、予定をダブルブッキングしてしまったり……。日々忙しくしている人には、たまにそういうミスも起こります。

人間は誰しもミスをするものです。仕事が予定どおりに運ばないことはしょっちゅうですし、バタバタしているときには予定を忘れることもあります。

でも、だからこそそういう事態が起きないよう、予防線を張っていく姿勢が大切なのです。

当たり前の話ですが、予防線を張るには、仕事は詰め込みすぎず、余裕をもったスケジューリングをすること。**1週間の予定を日曜日や週初めに確認して、どういう行動をとるかおおまかにシミュレーションしておく**のもいいでしょう。

ちなみに、パターン⑧は友達との約束を忘れていたケース。覚えてさえいれば、接待を優先して断りを入れ、ダブルブッキングにはならなかったはずです。

パターン8の対処法

ダブルブッキングしないためにはメモをとること

友達との約束だからと軽く考え、メモをとらなかったことがパターン⑧のダブルブッキングの原因です。

このようなプライベートであっても、**予定は必ずメモしておきましょう**。その上で、朝にはその日のスケジュールを確認すること。

そうしていれば、当日急に予定が入ってきても調整できるので、ダブルブッキングすることはありません。

また、寝不足やストレス、過労、二日酔いなどは、脳の覚醒度合いを下げてうっかりミスを誘発しやすいので、ふだんから生活リズムを整えて体調管理をしておくことも大事です。

なお、**脳の衰えが進んだり、認知症になったりすると、予防線を張る行動がとれなくなってしまいます**。すると、自分の先々の行動が読めなくなり、自らの都合に合わせて時間を配分したり管理したりができなくなってくるので、注意しましょう。

4コマで見る

もの忘れ

9つのパターン

9

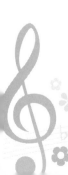

一瞬言葉が出ず、「あれ」「それ」などと言ってしまう……

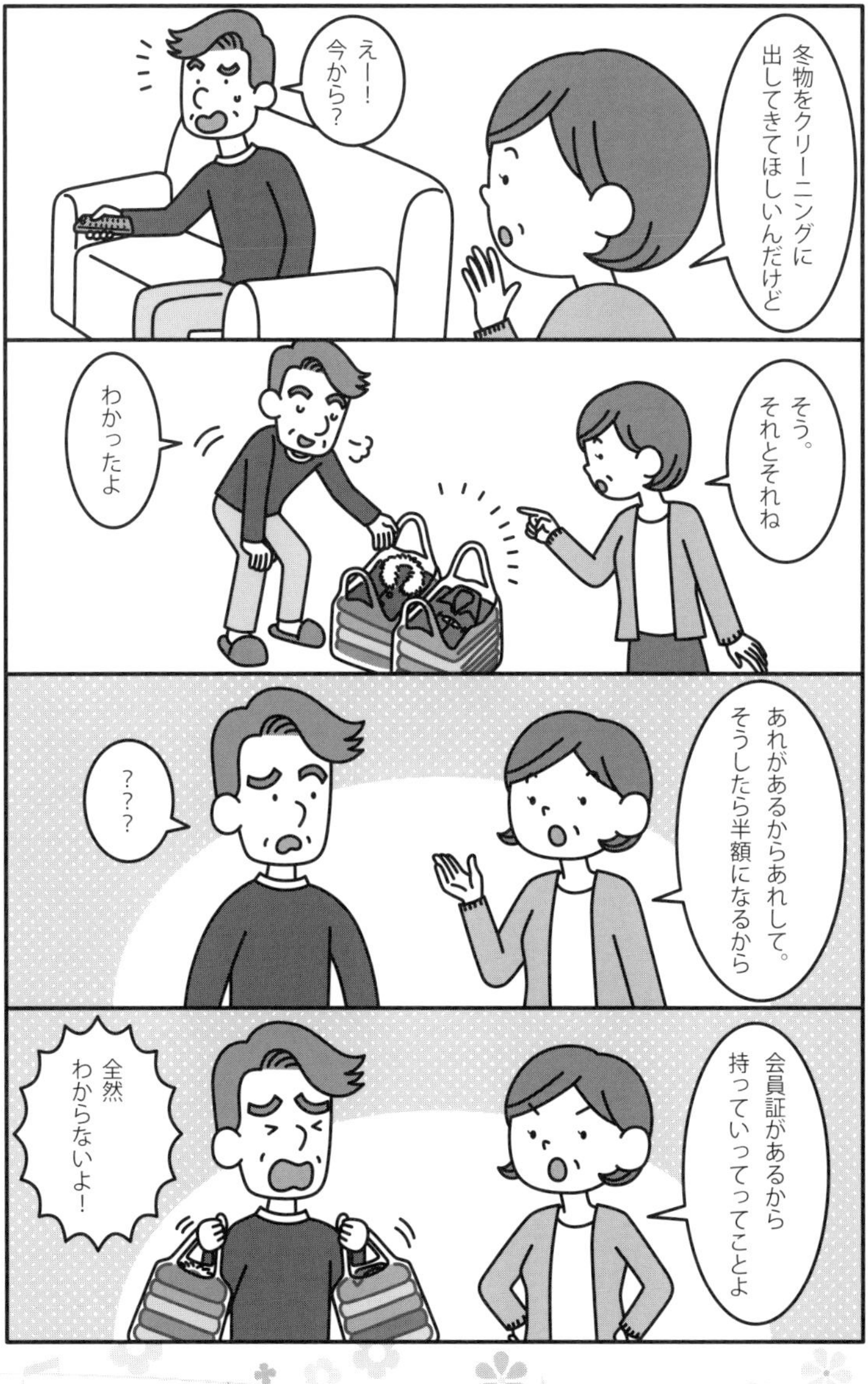
冬物をクリーニングに出してきてほしいんだけど
えー！今から？
そう。それとそれね
わかったよ
あれがあるからあれして。そうしたら半額になるから
？？？
会員証があるから持っていってってことよ
全然わからないよ！

4コマで見る もの忘れ 9つのパターン 9

夫婦間で「あれ」「それ」が通じなくなったら、要注意

歳をとると、脳の記憶の貯蔵庫からひとつの言葉を引っ張り出してくるのに時間がかかるようになります。

なんとなく頭には浮かんでいるのに、肝心の言葉がすぐには出てこないので、会話で「あれ」や「それ」などの指示代名詞を使ってしまうのです。

高齢になると、夫婦そろって「あれ」「それ」ばかり使って話していることも珍しくはありません。

これが成り立ってしまうのは、話がいつもの流れで進んでいて、夫婦ともに共通のシチュエーションをイメージできているから。ですから、肝心の言葉が出なくなってきても、仲のいい夫婦ならさほど困らないのかもしれません。

ただし、夫婦でも通じなくなってきたり、他人に「あれ」「それ」を使うようになったりしたら要注意。脳が衰えてきた可能性もあるので、気をつけましょう。

パターン9の対処法

言葉が出てこなくなったら人とコミュニケーションを

簡単な言葉がすぐに出てこなくなってくると、伝達系脳番地が衰えだしている可能性があります。

そうなってきた場合は、まず隣近所の人とあいさつを交わしてみることをおすすめします。できたら、スーパーやカフェなどで店員さんにおすすめを聞いてみたり、美容院や理髪店でおしゃべりをしたり、自分の生活エリア内で話ができる人を増やしてみるのもいいでしょう。

人に話しかけるのが苦手な人は、初めて入った新しめの飲食店があれば、お店の人に「ここはいつオープンしたんですか?」などと質問するだけでも大丈夫です。その質問をきっかけに会話が広がることがあるかもしれません。

こうしたささいな**コミュニケーションをふだんから意識してとっていけば、伝達系だけでなく、聴覚系脳番地も幅広く刺激される**はずです。

仕事をしないと「脳貯金」が減って脳は衰えていく

読者のみなさんの中には、「これまで一生懸命仕事をしてきたから、定年を迎えたらのんびりしたい」と思っている人がいるかもしれません。

しかしながら、脳に関しては、それは間違った考えといえるでしょう。なぜなら、脳は使い続けなければ、衰えてくる仕組みになっているからです。

働いて、さまざまな脳番地を使うことで、人間の認知機能は脳にたくわえられていきます。

ところが仕事をしなくなると、脳にたくわえた「脳貯金」は、10年ほどで使い果たされてしまいます。

これまで仕事をしていたのに、定年になって会社に行かなくなると、毎日の仕事で私たちが使っていた脳貯金が減っていくことになるのです。

脳は使われなければ衰え、その分、認知機能は低下していきます。脳貯金が枯渇すれば、誰でも認知症になるのです。

定年になっても、短い時間でもかまわないので仕事をすれば、仕事自体で脳を使うだけでなく、一日のうちに自然とタイムスケジュールができてきます。時計を見て時間を意識して生活することになります。

時間に応じて作業を行えば、「海馬」が鍛えられていきます。

こうした生活を送ることで、認知機能の低下が防げるようになるのです。

したがって、定年になっても、どんな仕事でも、短い時間でもいいので、働くことをおすすめします。

Part 4

もの忘れをしなくなる暮らしアイデア

暮らしアイデア①

脳に酸素を送り込むために、鏡に全身を映して姿勢を正そう

人間の身体の中で最も酸素を必要としているのは、脳です。

脳の神経細胞は常に血液から酸素を受け取って呼吸しています。酸素が供給されないと神経細胞は酸欠になって、5分程度で壊死《えし》します。

そのため、神経細胞が酸欠状態にならないよう、身体に取り込んだ酸素量の約30％が脳で消費されているのです。

また、酸素は神経細胞の代謝を促進するエネルギー源でもあります。脳に十分な酸素が行き渡ることで、脳は成長し、健康を保てるのです。

このように、**脳の成長のためにも酸素は欠かせません。**

人間は呼吸をすることで酸素を吸っていますが、**生活の中で効率よく脳に酸素を取り入れるには、どうしたらいいでしょうか。それは、姿勢をよくすることです。**

大部分の人は歳を重ねると前かがみの姿勢になっていきます。すると、呼吸が浅く

全身が映る鏡で立ち姿チェック

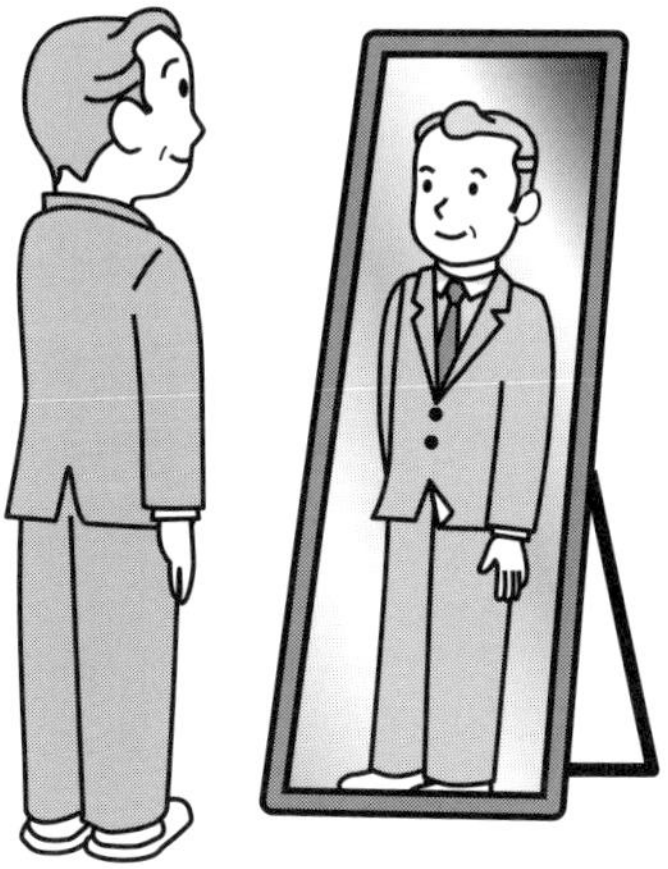

姿勢を正して、脳に十分な酸素を送り込めば、脳は成長する

なって脳に十分な酸素が行き渡らなくなります。

また、悪い姿勢によってこりや痛みが生じると、思考系脳番地に負担がかかり、より多く酸素を使ってしまうことになります。

そこでおすすめしたいのが、部屋に全身が映る鏡を置くこと。顔の表情やメイクの仕上がり具合だけでなく、立ち姿を毎日チェックすることが大切なのです。

鏡の前に立ち、肩甲骨《けんこうこつ》を背中の真ん中に寄せて胸を張り、お腹に力を入れてみてください。鏡に映ったあなたは、とても若々しく見えるに違いありません。

よい姿勢を保つには、腹部のインナーマッスルの力が必要です。体幹を鍛えれば、前後左右のバランスも整うので、転倒のリスクも減るでしょう。

暮らしアイデア②

空間認識力を高めるために、部屋の整理整頓と掃除をしよう

部屋が散らかっていると、いざというときに大事なものが見つからないということがあるでしょう。また、お客さんを招くことも面倒になって、コミュニケーションの機会が失われてしまうかもしれません。

部屋が汚い人は、散らかっていることで自分の部屋を空間的に把握できず、そのためにますます整理できないという悪循環に陥ってしまいます。理解系脳番地に属する空間認識力が弱いと、ものが立体的に認識できず、場所が正確に把握できないということが起こってくるからです。

この悪循環を断ち切りたければ、まずは**1カ所だけ片づける**ことから始めましょう。どんなに乱雑になっている部屋も、「本棚の上半分」「玄関の靴をきちんと並べるだけ」など、手をつけやすいところから片づけると、すっきりして気分が上がります。

片づけるときは、同時にものを分類すること。「雑誌はこのラックへ」「郵便物はこ

部屋の1カ所片づけ

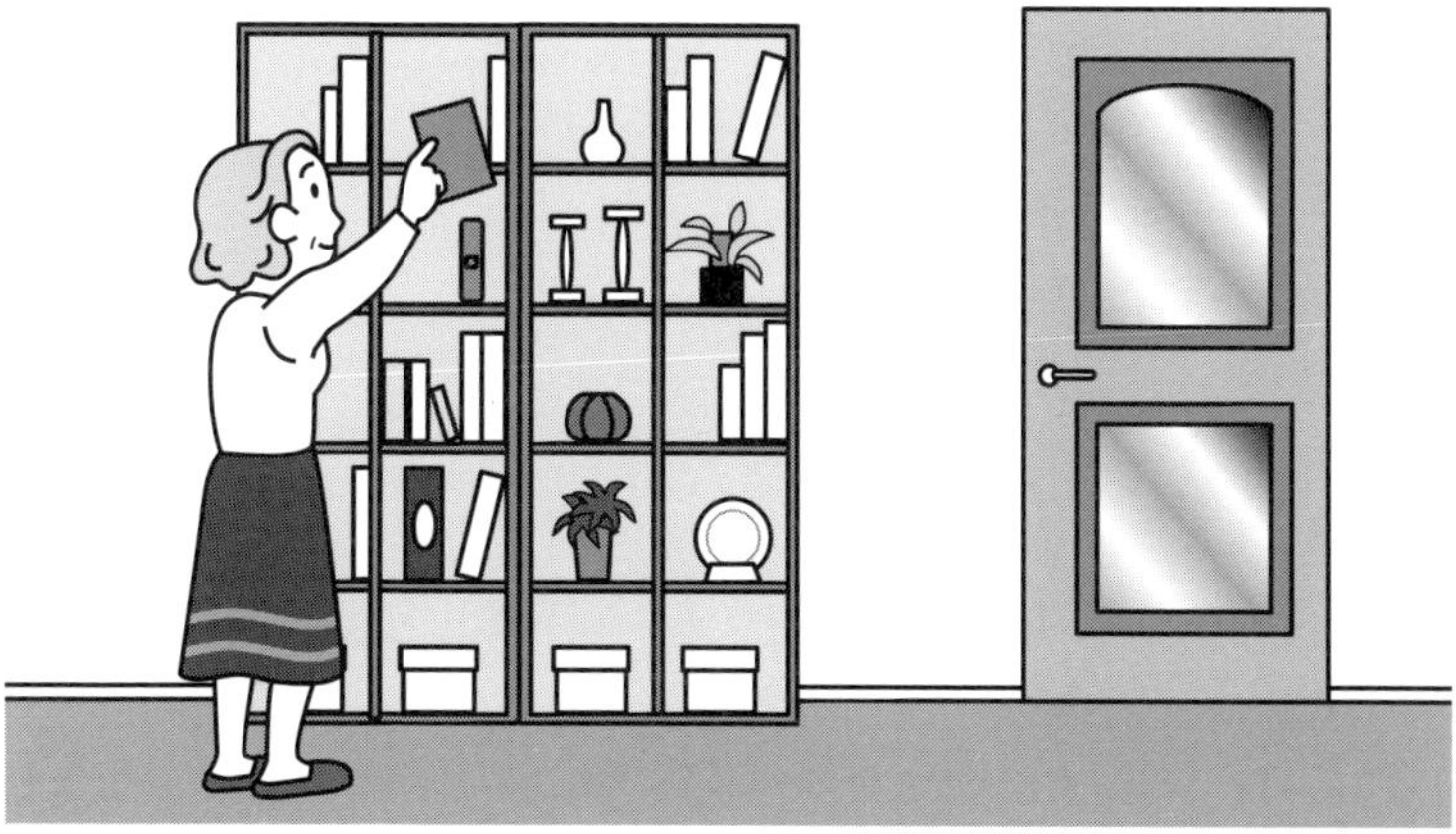

片づけや掃除、模様替えをすると、理解系脳番地が目覚める

の箱へ」など**種類ごとに置く場所を決めると、記憶系脳番地が働くようになります。**そして、次第に部屋も片づいていきます。

部屋が片づいたら、今度は掃除。**掃除は、運動系脳番地を活性化してくれます。**棚の上を拭きながらつま先立ちをしたりするだけで、よいエクササイズにもなるはずです。

こうして**片づけや掃除が習慣化してくれば、部屋という空間に対する理解力が高まり、結果的に理解系脳番地を鍛えることになります。**

さらに半年に一度くらいは模様替えもしてみましょう。掃除機やぞうきんで部屋をきれいにし、机やテーブル、本棚などの配置を変える作業を行うと、部屋の光景もガラリと変わって視覚系脳番地に新鮮な情報が送り込まれます。

暮らしアイデア③

毎日出かけて誰かとコミュニケーションをとろう

ある程度の年齢になると、退職したり、パートナーに先立たれたりする人もけっこういるかと思います。

そうなったときに**注意したいのが、コミュニケーション不足。**会社でのやりとりやパートナーとの会話がなくなって人とのコミュニケーションが急に減ると、認知症のリスクは一気に高まります。

コミュニケーションの力をつかさどるのは、伝達系脳番地。Ｐａｒｔ５の「ながら」エクササイズでも補えますが、さらに、日常生活の中で人と言葉を交わす機会を設けないといけません。

そこでおすすめしたいのが、**買い物や食事の際に、店員さんと話をすることです。**飲食店で支払いをすませたあとに「ごちそうさま」「おいしかったです」と言い添えるのがその第一歩。会話を続けさせたいなら、質問をしてみましょう。

誰かと会話をする

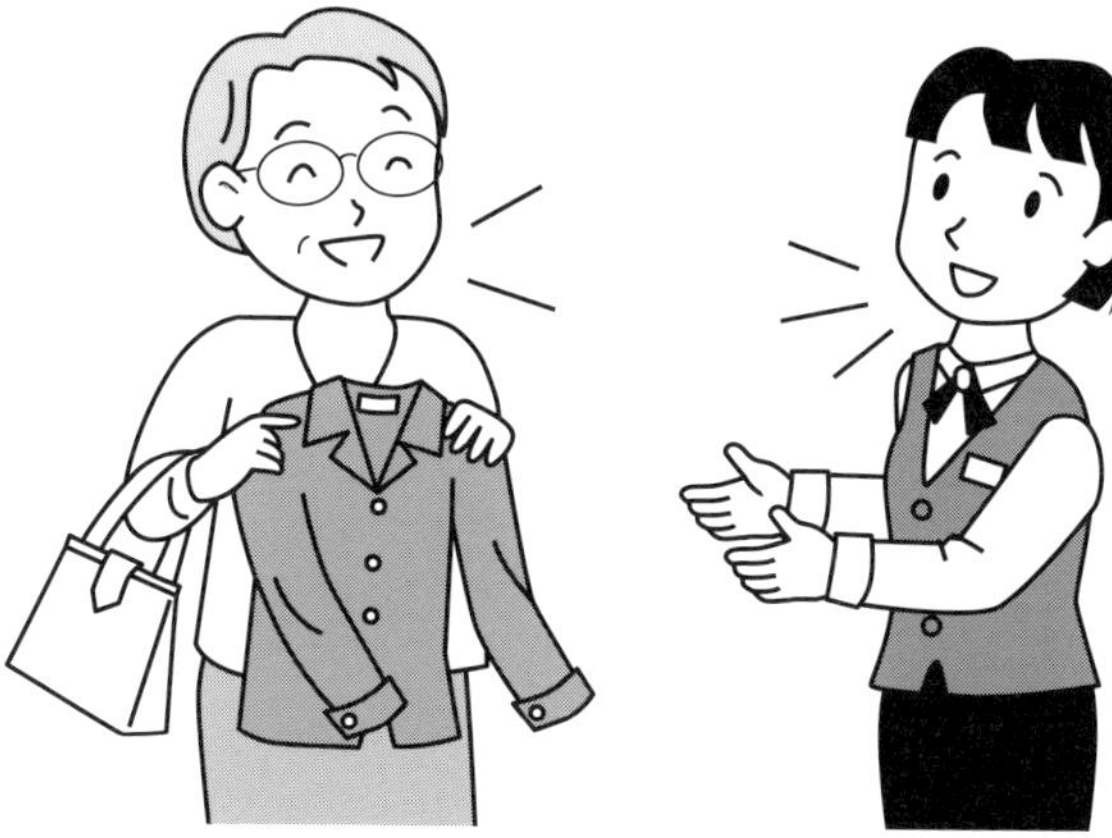

買い物中、店員に話しかけるだけで、伝達系脳番地が鍛えられる

たとえば、居酒屋さんで注文するときに、「今日のおすすめはなんですか？」と聞いてみるのです。スーパーの鮮魚コーナーでは、「今日、一番新鮮なのは何？」と聞くと、一番のおすすめを教えてくれるでしょう。

こうして**店員さんに「何を聞こうか」と思いを巡らせるのは、思考系脳番地の働きを高める**ことにもつながります。

飲食店やスーパーの店員さんはいつも忙しそうで話がしづらいという場合は、美容院・理髪店でおしゃべりをしてください。髪のカットやカラーリングには時間がかかるので、お得意様をつかむためにも、たいてい先方から積極的に話しかけてくれます。

こうして地域におしゃべりができる人が増えていくと、いずれはそれが脳を活性化させる手助けにもなるのです。

暮らしアイデア④

ルーティンを外して帰路を変え、寄り道してみよう

マンネリ化した生活を送っていると、脳への刺激が少なくなってもの忘れが増え、認知症のモトになってしまいます。

認知症は「出来事記憶」が失われる症状なので、それを食いとめるには感情系脳番地を刺激する必要があります。

感情系脳番地は記憶系脳番地と隣り合い、喜びや楽しさだけでなく、怒り、悲しみを感じるたびに記憶系脳番地に影響を与えます。

こうした喜怒哀楽を感じるきっかけになるのは、さまざまな経験です。**どんな出来事であっても経験して感情が動けば、認知症は防げます。**

日常に変化をつけることが大切です。同じことを繰り返すような単調な生活を送っていてはいけません。いつもと違うものの中にこそ、発見や感動があるのです。

マンネリは脳の成長を妨げます。

日常に変化をつける寄り道帰宅

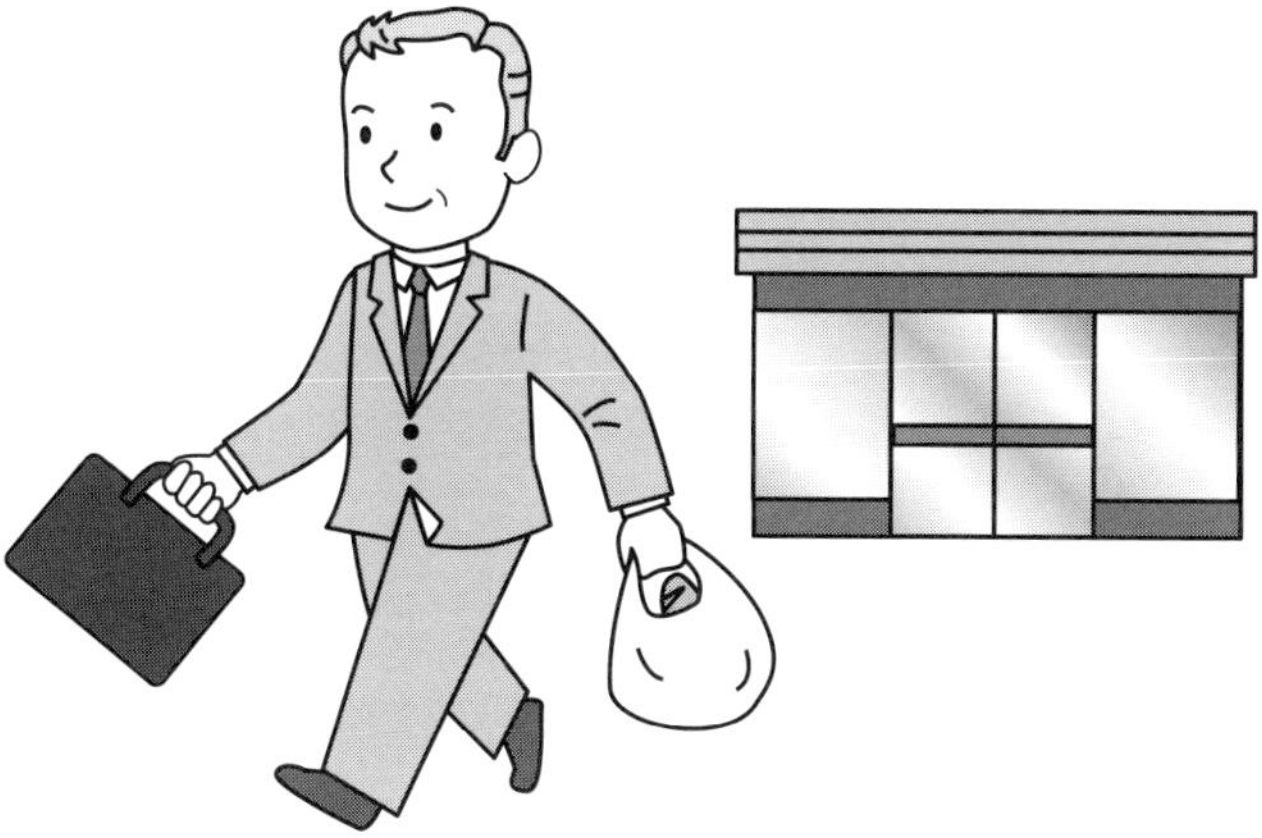

いつもと違う道を通って帰路についたとき、発見があると感情系脳番地が育つ

たとえば、いつもと違う道を通って帰路につく。途中で買い物をしてもいいでしょう。いつもは手にとらないものを買ってみる、街並みや風景を意識して眺めるなど、日常を楽しむことを心がけてみてください。

ここで重要なのは、ふだん歩かない道を歩いたり、足を踏み入れない場所に行ったりするという行為。

遠回りして歩くことは、なんとなく無駄だと思うかもしれませんが、その際に新たな発見があれば脳は成長するのです。

出かけたときに、人と会って話をするというのも大事。会話や心の触れ合いは、ひとりでいるときとは比べものにならないくらいの感情の動きをもたらします。

こうした**変化に富んだ毎日を送っていれば、脳が衰えることはないでしょう。**

暮らしアイデア⑤

記憶系、運動系脳番地を鍛えるために、手書きで毎日、日記をつけよう

パソコンの普及によって、紙に文字を書くことはめっきり減っています。確かに、文字を早く大量に書くには、パソコンのほうが圧倒的に有利です。しかし、脳への刺激という点では、パソコンより手書きのほうがはるかに優れています。

パソコンを使っているときは、手の動きは限られていて、運動系脳番地の一部が使われるだけ。それに対して、**えんぴつやペンを使って字を書くと、脳は手の動きを細かく指示しなくてはならないので、広い範囲の脳番地を使います。**

パソコンでは、「読み」さえ知っていれば文字を入力できますし、書いた文章は文字のサイズや書体が統一されてプリントアウトされますが、**手書きだと、漢字を覚えていないと書けないうえに、そのときどきの心理状態が文字に大きく反映されます。**

大事な書類であれば、文字が雑にならないよう、しっかりきれいな字で書こうとす

毎日、日記をつける

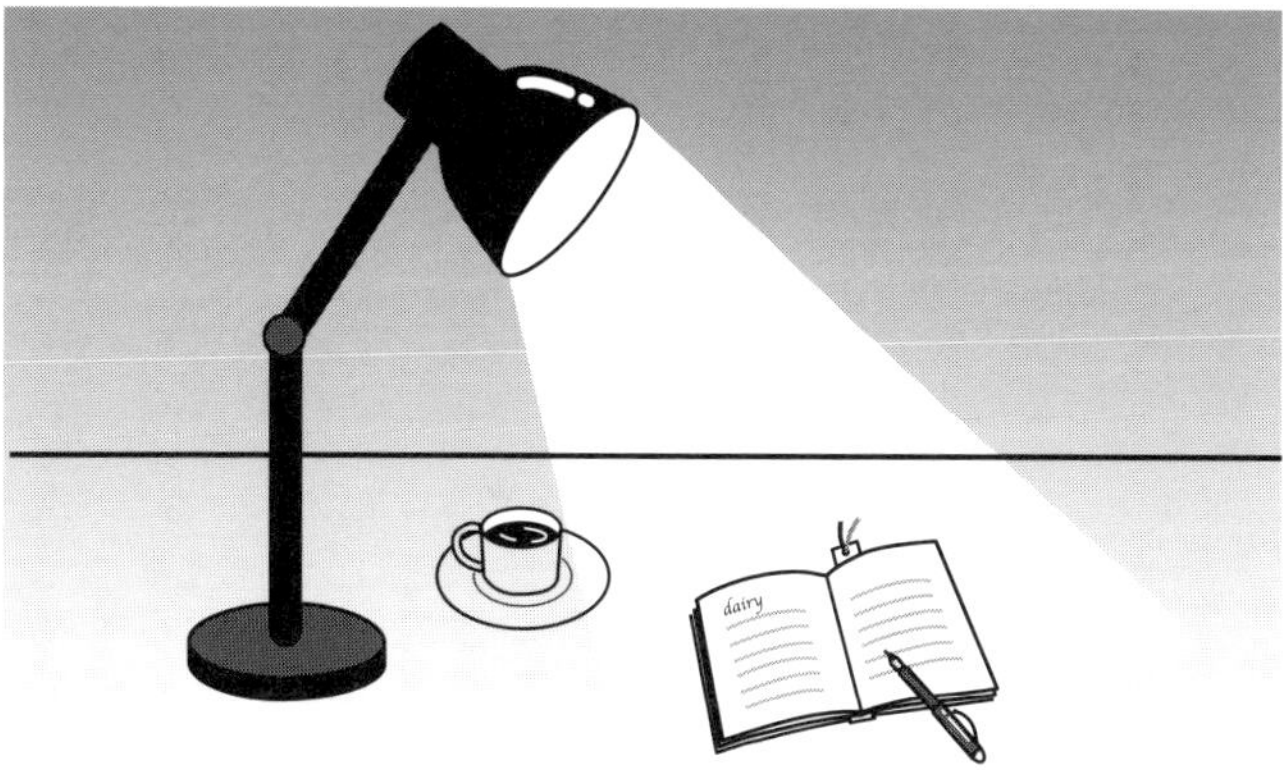

手書きで書けば、記憶力だけでなく、さまざまな脳番地が強化される

るのではないでしょうか。

このように手書きの場合は、さまざまなことに配慮しなければいけませんが、その分、脳番地の成長にはよい効果を与えてくれるのです。

この効果を得るためにも、ふだんパソコンばかり使っているという人は、ノートに自筆で日記を書く習慣をつけましょう。「日記が続いたことがない」という人もいるでしょうが、何も内容のあることを書こうとする必要はありません。「今日の朝食は○○を食べた」「今日はずっと家にいた」など一日の行動を書くだけでもいいのです。

筆記具は、ボールペンでなく、えんぴつや万年筆を使いましょう。書くときに先端の微調整が必要になるので、より脳番地を刺激する、指先トレーニングにもなります。

暮らしアイデア⑥

聴覚系、理解系脳番地を鍛えるために、ラジオを聴きながら寝てみよう

仕事や勉強ができるといわれる人ほど、聞き上手が多いようです。聞き上手の人は、相手の話を素直に受け入れることで理解力が身につくし、質のいい情報は話しやすい人のところに集まってくるからです。

聞き上手になりたいのなら、聴覚系脳番地を鍛えるために、意識を耳に集中させる訓練をしてみましょう。

そこで活用したいのがラジオ。

夜、電気を消し、真っ暗な部屋の中でラジオだけをつけて眠りに就くのです。

ラジオを聴くのは寝るまでの間。2~3時間後にオフになるよう設定してください。部屋を暗くすれば、視覚情報の入力がなくなります。また、寝ているときは手足の動きが少なくなり、ものも食べないので、味覚、嗅覚、触覚への情報入力も低下します。その結果、意識は自然と聴覚に集中します。

寝ながら夜ラジオ

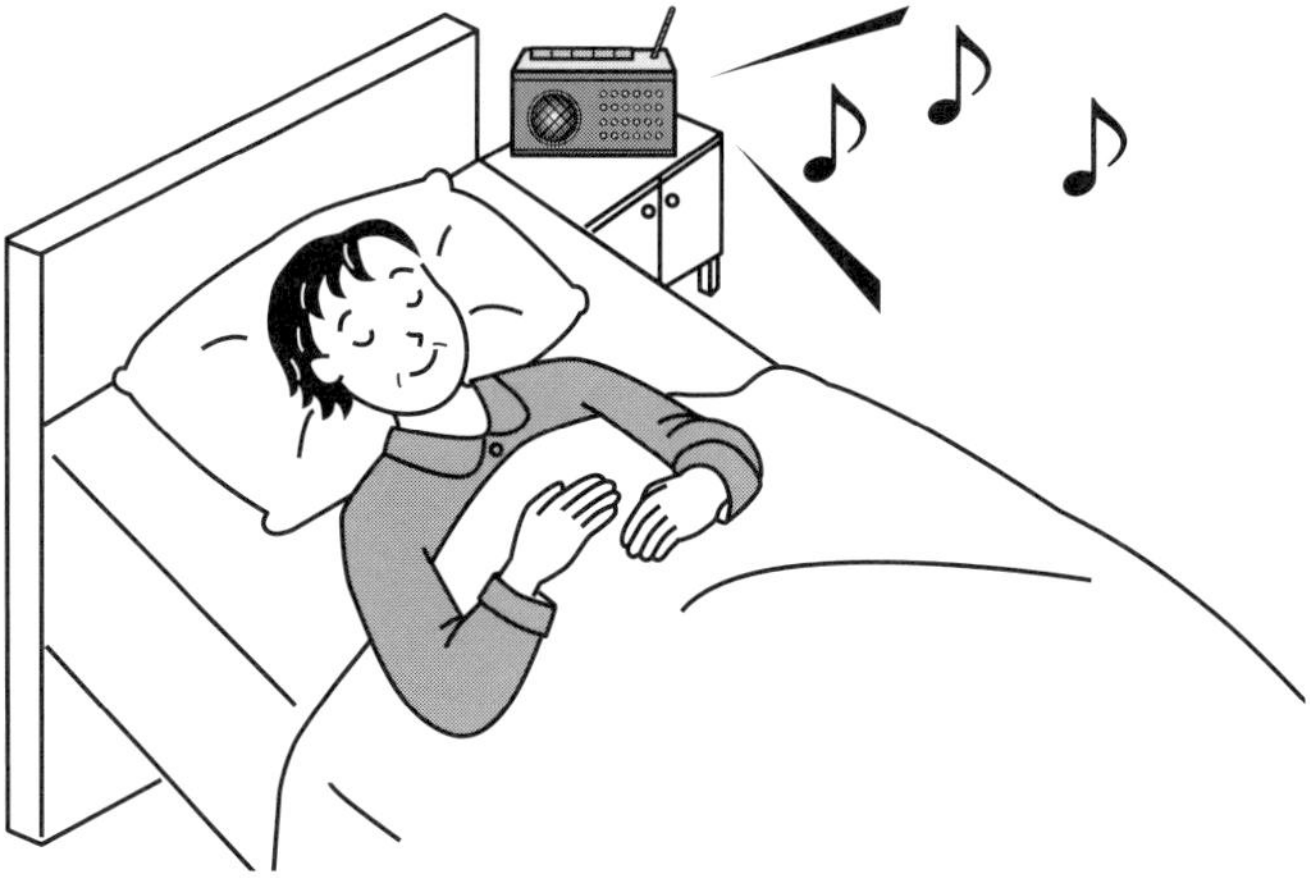

ラジオを聴くだけで、聴覚系と理解系の脳番地が高まる

このように、寝る前は五感の中でも特に聴覚が研ぎ澄まされている時間帯なのです。

聴くのは、睡眠をいざなうようなスローな音楽が流れる番組よりも、若い俳優やアイドルがパーソナリティを務める番組がおすすめ。

直接しゃべらなくても気楽に若い人の文化に触れられるだけでなく、そのときどきではやっている音楽やファッションの情報も入ってきます。

もしラジオが手元にないなら、部屋を暗くして次の日の行動目標を10回ほど声に出してから寝てみましょう。目標を声に出せば、なんとなく実行したいと思っていたことが、言葉によって明確に意識されます。また、自分の耳から直接入力することで、音声によって明日の予習ができるのです。

暮らしアイデア⑦

身体と脳を休めるために、よい睡眠をしっかりとろう

人間は寝ているときに成長ホルモンを分泌し、傷ついた神経細胞の修復や入れ替え、老廃物の排出などを行います。

このように、脳は深い眠りに落ちて疲労を回復し、また同時に記憶と感情の整理を行っています。

その日に起こったことのうち、重要でないことは忘れる一方、大事なことを記憶したり、わからなかったことを理解できるようにしたり、メンタルの状態を整えたりしているのです。

そのため、**しっかり眠れていないと、記憶力が落ち、メンタルにも不調をきたしたりします。**一日の平均睡眠時間が6時間以下の人の約40%はうつ病になるといわれているのも、脳が休めていないからでしょう。

十分に睡眠をとっていないと脳が疲労から回復できないので、動かなくなるだけで

ぐっすり睡眠で身体と脳の休息を

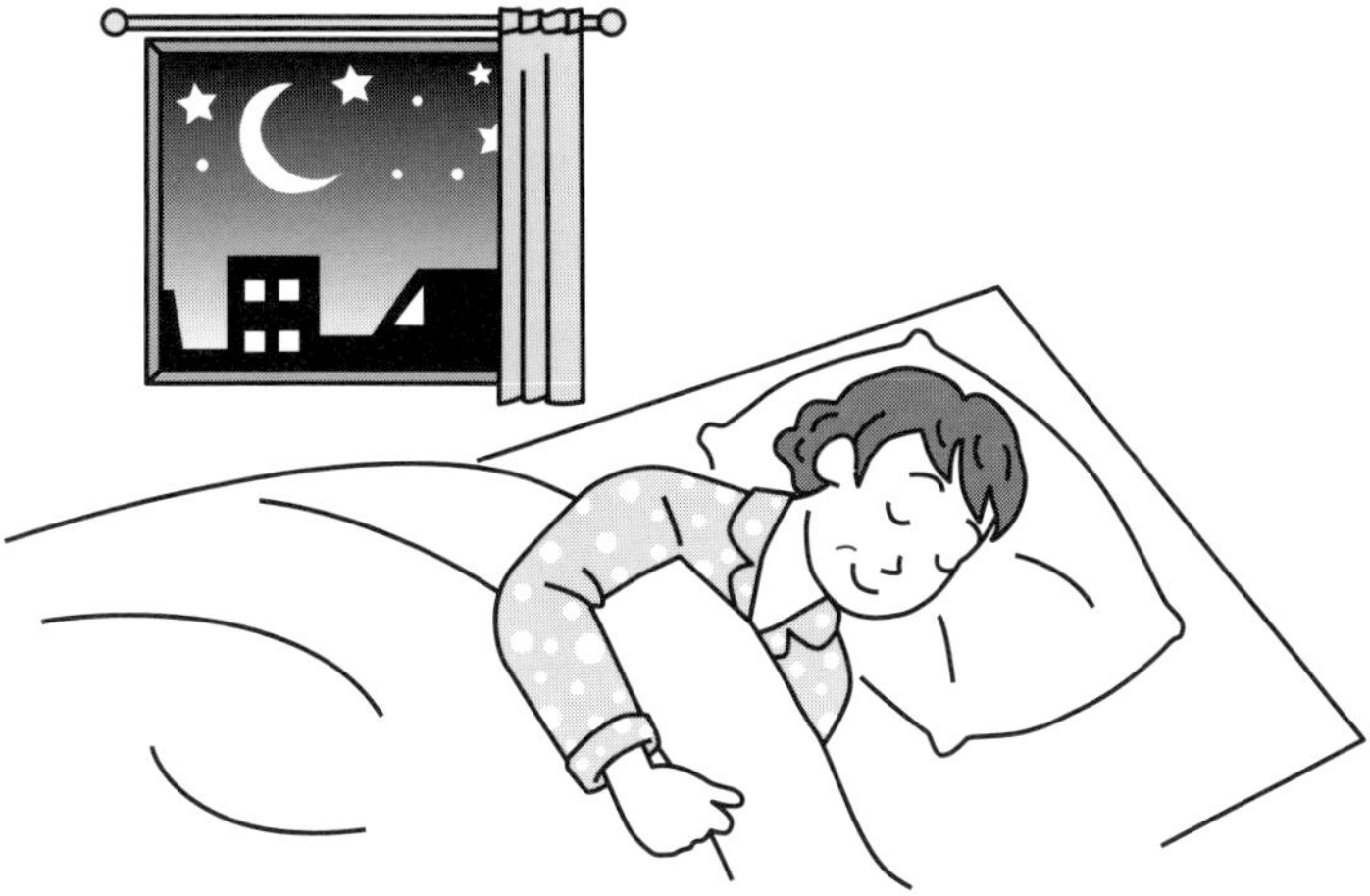

睡眠不足がうつ症状からの認知症リスクを高める

なく昼間の覚醒度が低下し、注意力が落ちて感情や思考が活発にならなくなるのです。

　では、よい眠りをとるにはどうすればいいでしょう。まずは、日光を十分に浴びること。そうでないと、睡眠に影響を与えます。最近、眠りが浅いと感じたら、運動不足か日光を浴びていないことが原因になるケースが大半です。

　また、あまり眠れないというときは、スマホをいじらず、午後11時前、遅くとも午前0時までにはベッドに入るようにしましょう。ベッドにさえ入れば、たとえすぐに寝つけなくても身体と脳は休まります。

　このように、一日7～8時間程度の睡眠が身体にも脳にもベスト。**毎晩決まった時間に寝るなど、規則正しい生活を送ることが認知症を食いとめてくれる**のです。

食事のリズムと
三食の目的を知ろう

人間は食べることで栄養をとり、生きています。しかし、いつでも好きなときに食べてさえいればいいというわけではありません。

人間は、食べることで胃や腸など、体内でさまざまな生体反応を起こし、栄養を取り入れます。

ところが、いつもは眠っている時間に食事をしても、正常な栄養補給ができるとはいえません。食べる時間が毎日同じでないと、リズムが崩れて臓器がもつ能力を十分に発揮できないからです。

大事なのは、食事は決まった時間に、適切な時間で、一定の量をとること。食事の時間は脳内リズムに大きく影響を与えます。お腹が空いたからではなく、自分の意志で時間を決めて積極的に食べましょう。

できれば、朝昼晩と規則正しく食べることをおすすめします。

朝、きちんと食事することで、脳は覚醒します。できれば、朝９時までにしっかりと脳を覚醒させることが大切です。

昼は日中のエネルギーを補充するため、野菜をいっぱい食べて、ビタミンや繊維質をしっかりとることをおすすめします。

夕食は、午後６時～７時の間に食べること。食事をとってすぐは睡眠に必要なホルモンのメラトニンが出づらくなります。夜は早めに食事して、寝る前にメラトニンが十分に出るようにすると、しっかり休めるようになります。

また、食事の際にはしっかりかむこと。かむことができるものを食べましょう。

しっかりかむことで、開口筋や咬合筋が鍛えられるだけでなく、顔の表情筋も伸びて、顔の肌つやもよくなり、若々しい表情になります。

Part 5

2つ以上の脳番地が同時に使える「ながら」エクササイズ

毎日のエクササイズで運動系脳番地を鍛えれば、もの忘れは減っていく

もの忘れから認知症に進んでいくのを防ぐには、運動系脳番地が一番の決め手になります。

認知症のほとんどは、アミロイドβ《ベータ》タンパク質、タウタンパク質という老化物質が脳にたまることによって発症します。

こうした老化物質は、長い年月を経て脳に蓄積されていきますが、前頭葉や後頭葉にたまっている間はほとんど無症状です。40代、50代からたまり始めていても、ほとんど気づくことはありません。しかし、側頭葉にある海馬までたまり始めると、**記憶力の衰えを感じるようになります。**

それを食いとめるのが、老化物質が最もたまりにくい**運動系脳番地。**運動系は、他の脳番地との連携力が特に高い、という特徴もあるので、運動系を働かせればほかの部位にも刺激が与えられ、老化物質の蓄積を食いとめられます。

日々のエクササイズで脳もパワーアップ

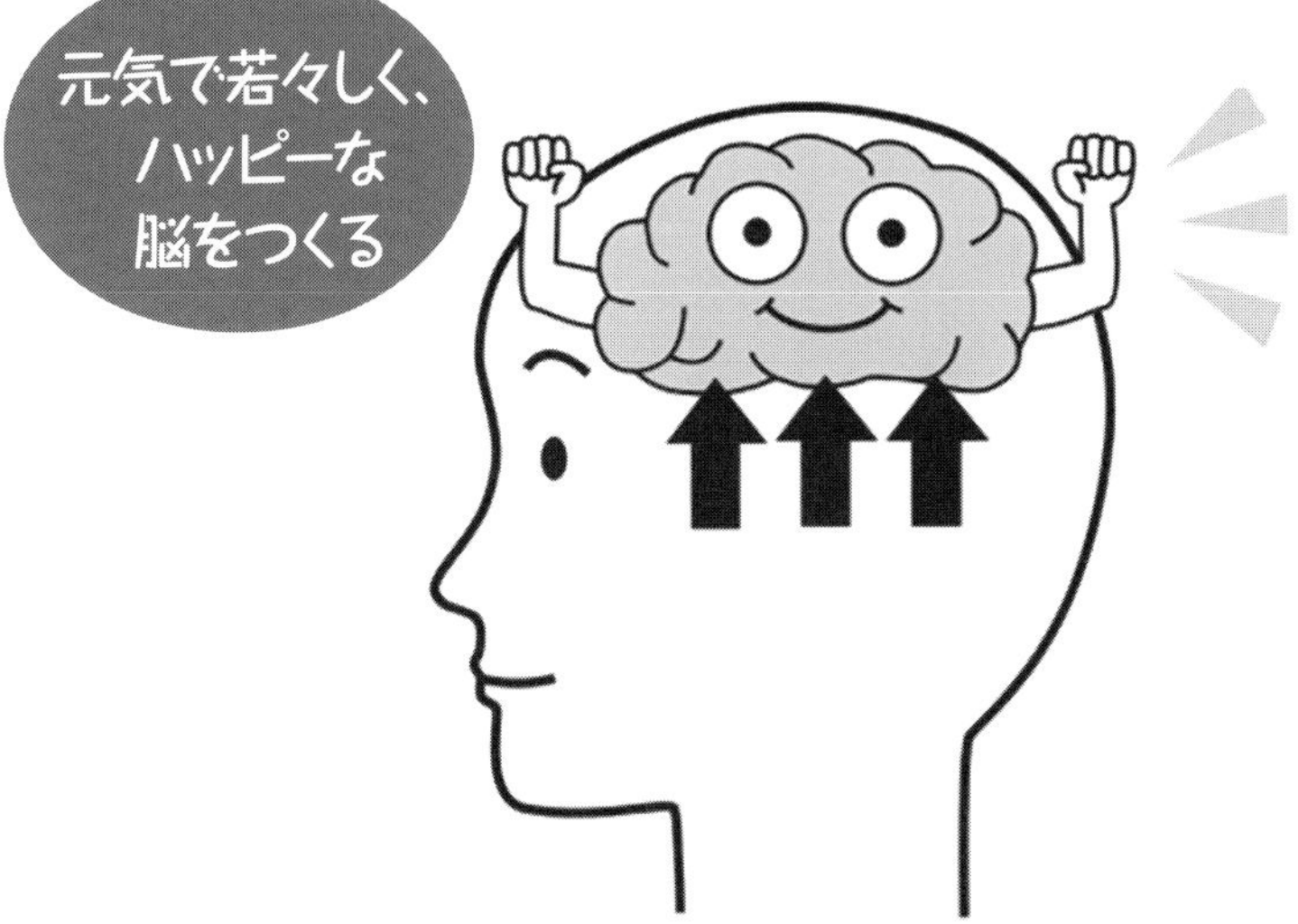

また、運動系脳番地には、手と足、口の動きをつかさどる場所があります。老年期になると、手足が動きづらくなり、活動範囲が狭まっておしゃべりする機会が減り、考える力も落ちていきます。

したがって、もの忘れをなくすためには、手と足、口を動かして運動系脳番地が衰えないようにすればいいのです。

そこで紹介したいのが、**自宅でかんたんにできる口や手、足を動かす**エクササイズ。口を含む顔・頭部、手を含む胴体、そして足と、動かす3つの部位ごとに分けて紹介しています。

見ながら、聞きながらなど、何かをしながら行ってみてください。さらに楽しいと思いながら行えば、運動系以外の複数の脳番地も鍛えることができるはずです。

「ながら」
エクササイズ①

鏡で笑顔マッサージ

お風呂上がりに

歯みがきの前後に

メイクやひげそり前に

洗面所の鏡を見ながら顔をほぐしてみましょう。小鼻のわきあたりを押すと脳に酸素が届きやすくなり、頬をほぐすと頭の筋肉もゆるんできます。最後は、「おはよう！」などと声に出すことが大事です。

活性化する脳番地

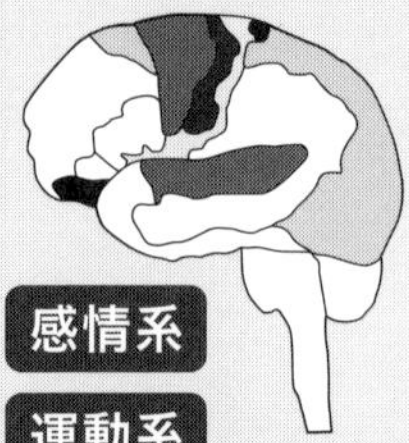

感情系 運動系 視覚系 聴覚系

1〜4を
1セット
行う

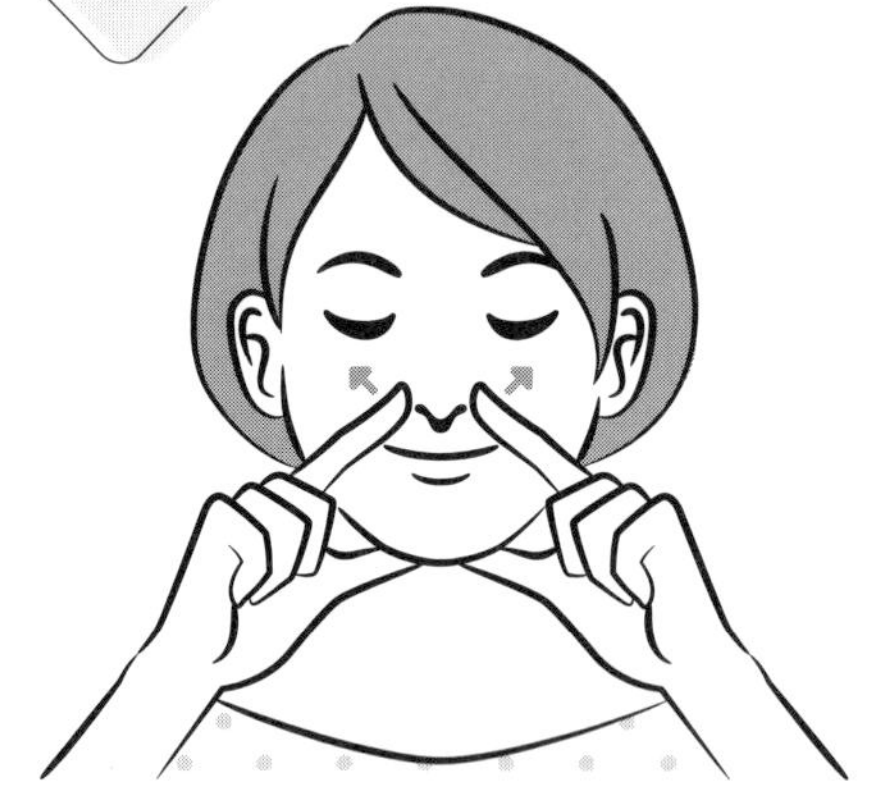

1 小鼻のわきを押す

下あごに両手の親指をつけたまま、人さし指の側面を小鼻の両わき（副鼻腔《ふくびくう》）に当てる。人さし指をグッと押さえながら外側に向かって痛気持ちいい程度の強さで押す

2 咬筋をほぐす

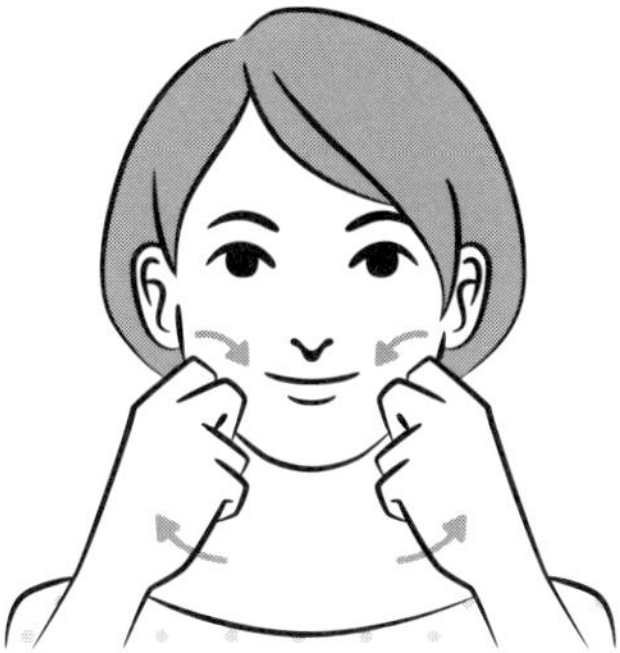

咬筋《こうきん》*に人さし指と中指の第二関節を当て、時計回りに5回、反時計回りに5回、ゆっくりほぐす

＊歯をかみしめるとグッと盛り上がるところが、頬の咬筋

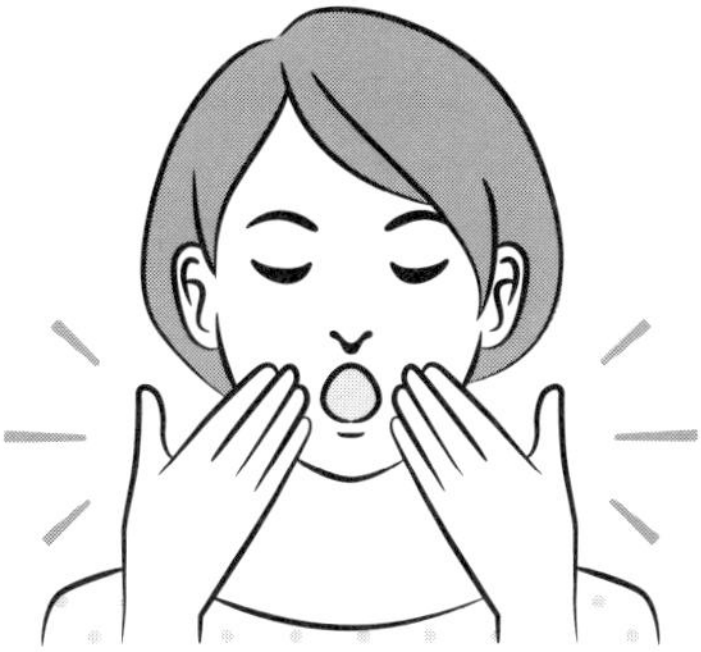

3 軽く口の周りをたたく

口の周りと顔全体を両手の指先でトントンとたたく

4 鏡に向かって笑顔で声出し

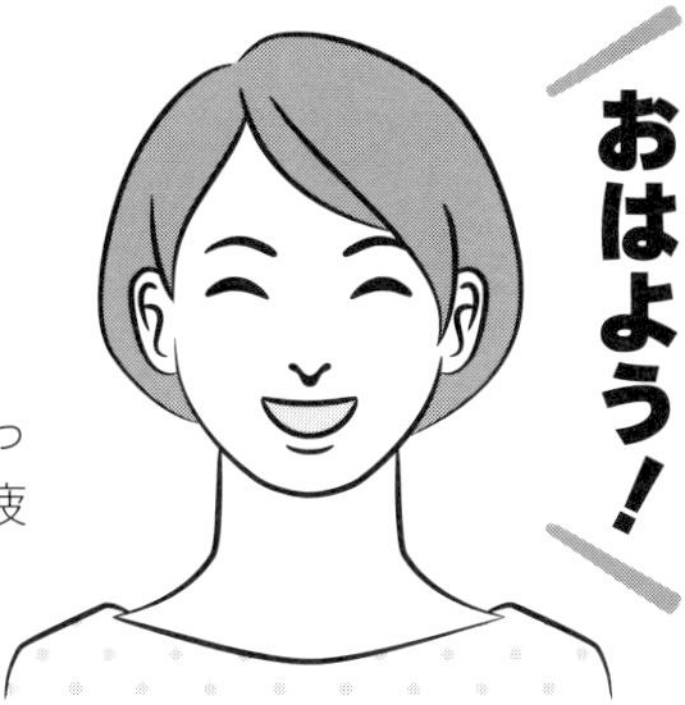

最後に笑顔を作り、鏡の中の自分に向かって笑顔で朝なら「おはよう！」、夜なら「お疲れさま！」と声に出して言う

One Point

咬筋をほぐすときに皮膚をこすらないようにし、押した位置でグリグリ回すこと。

「ながら」エクササイズ②

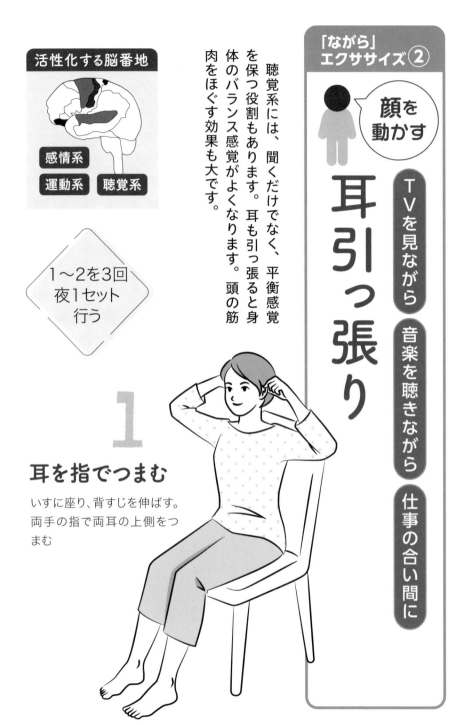

耳引っ張り

TVを見ながら
音楽を聴きながら
仕事の合い間に

聴覚系には、聞くだけでなく、平衡感覚を保つ役割もあります。耳も引っ張ると身体のバランス感覚がよくなります。頭の筋肉をほぐす効果も大です。

活性化する脳番地

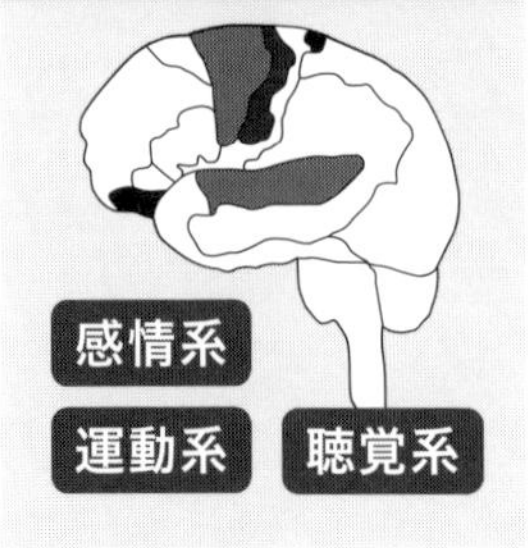

1～2を3回
夜1セット
行う

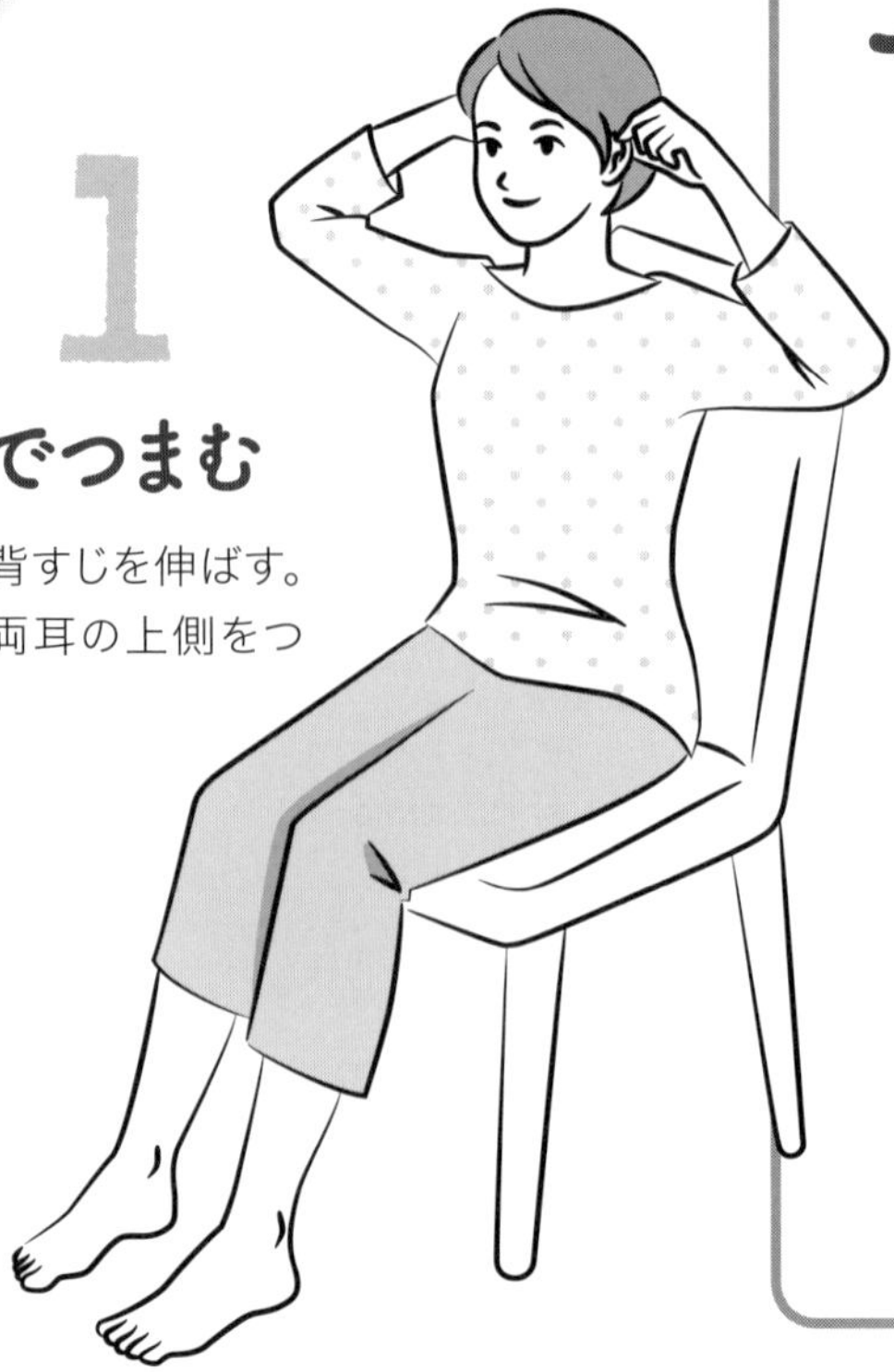

1

耳を指でつまむ

いすに座り、背すじを伸ばす。両手の指で両耳の上側をつまむ

2 耳を引っ張る

耳輪の上部を両手でしっかりつまみ、斜め45度の方向にゆっくり引っ張る。5秒ほど引っ張ってからゆっくり元に戻す

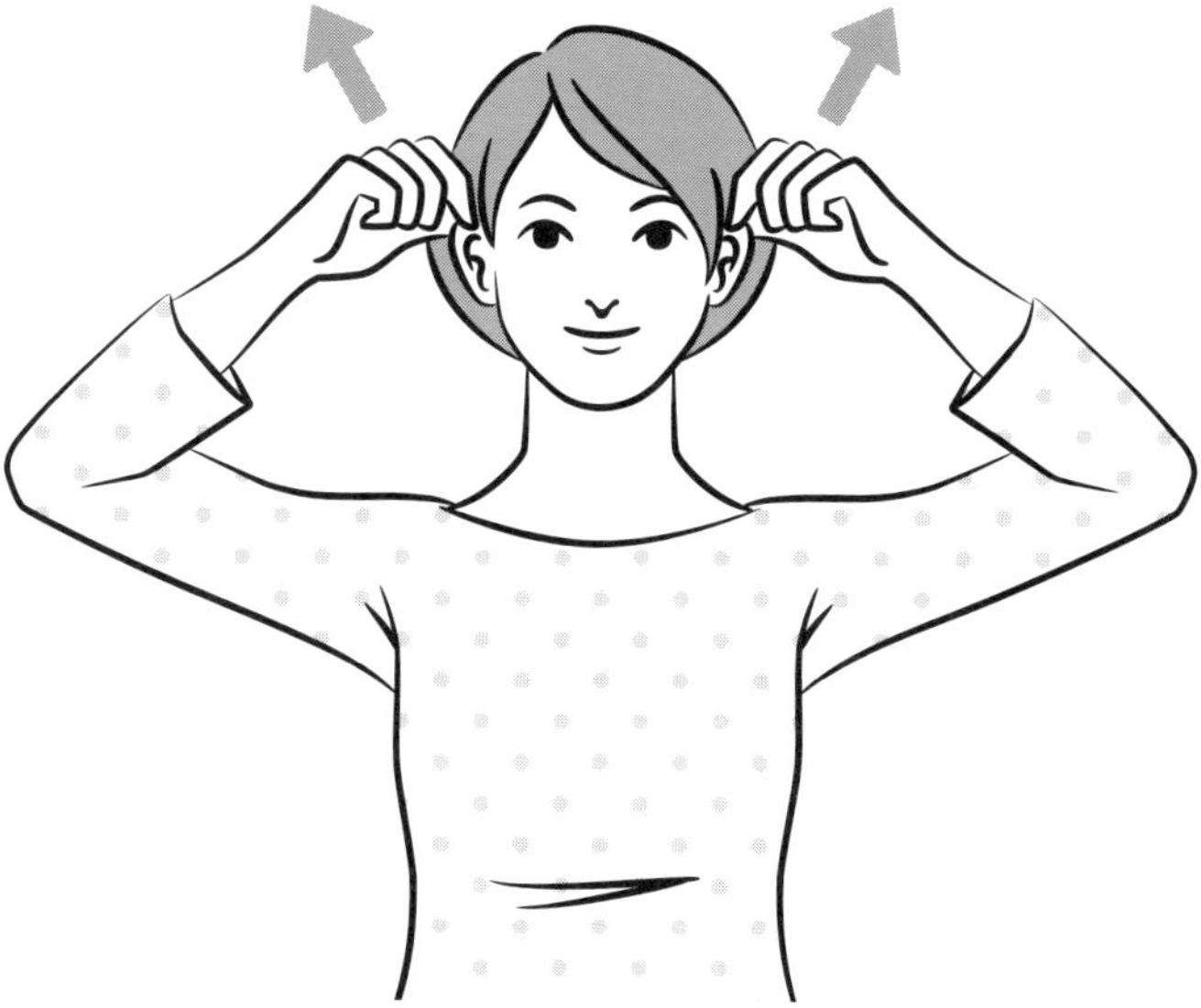

One Point

両耳を引っ張りながら音に注意を向ければ、聴覚の改善にも効果大。気分転換にもなる。

「ながら」エクササイズ③

顔を動かす

疲れ目ほぐし

お風呂上がりに

読書の合い間に

電車の中で

スマホやパソコンなど、液晶画面を見つめる時間が長い人は、目が運動不足になっています。目を動かして筋肉をほぐし、有益な視覚情報が脳に取り込めるようにしましょう。

活性化する脳番地

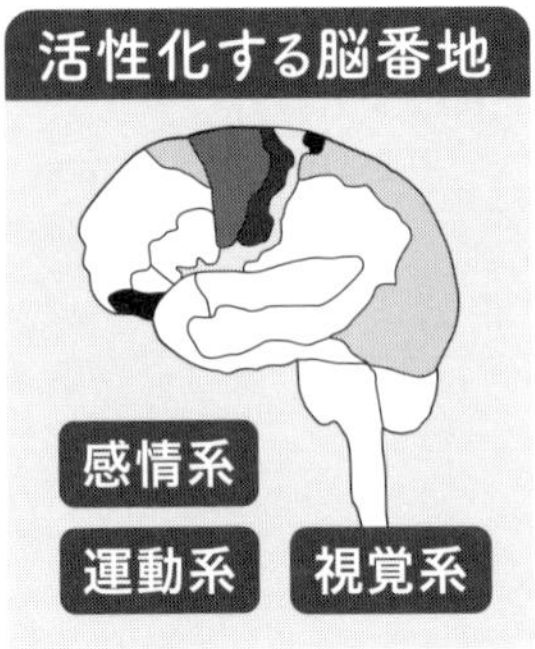

1

真上と真下を見る

思い切り上目遣いで真上を見て5秒キープ。そのあとは真下を見て5秒キープする

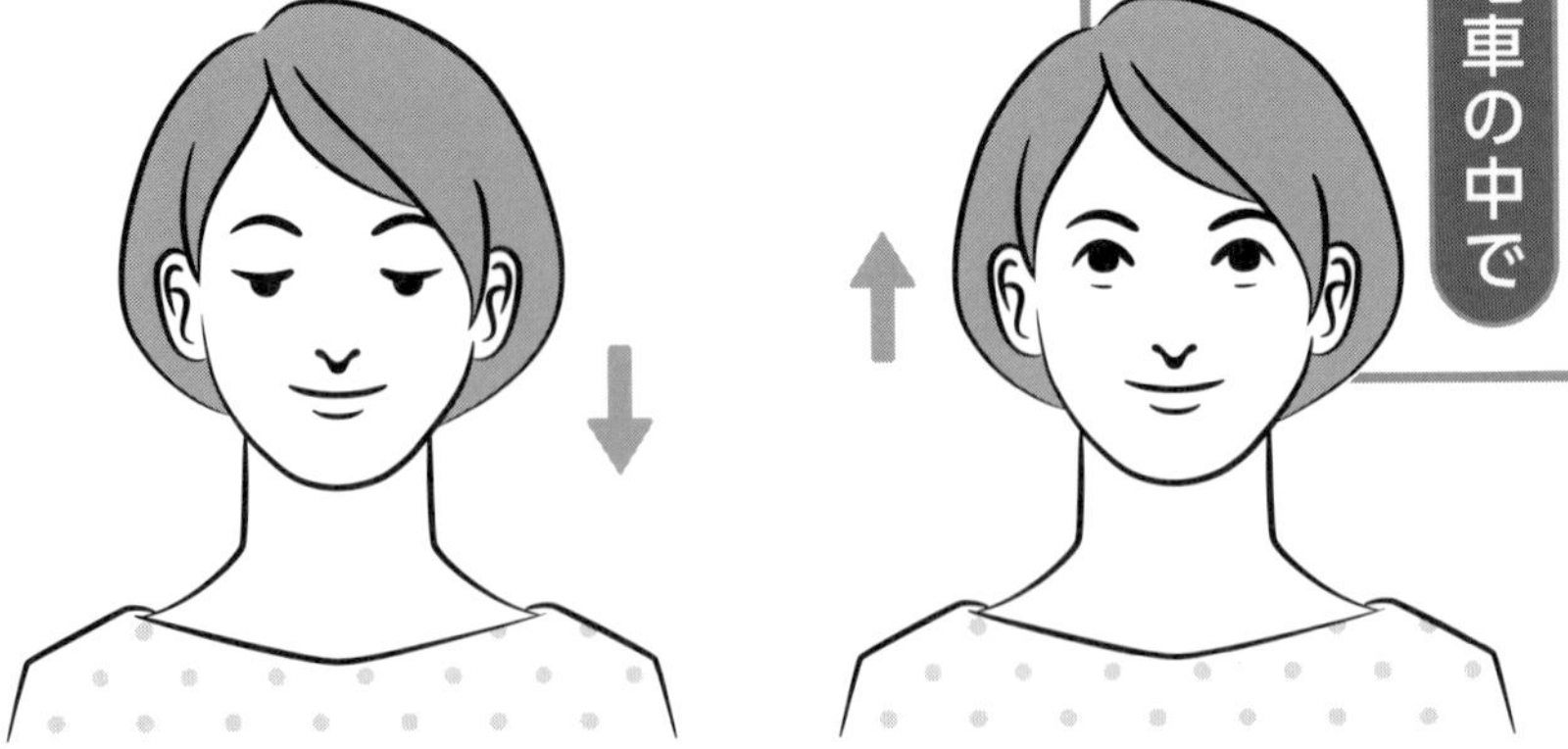

2 右と左を見る

続いて、右を見て5秒、左を見て
5秒キープする

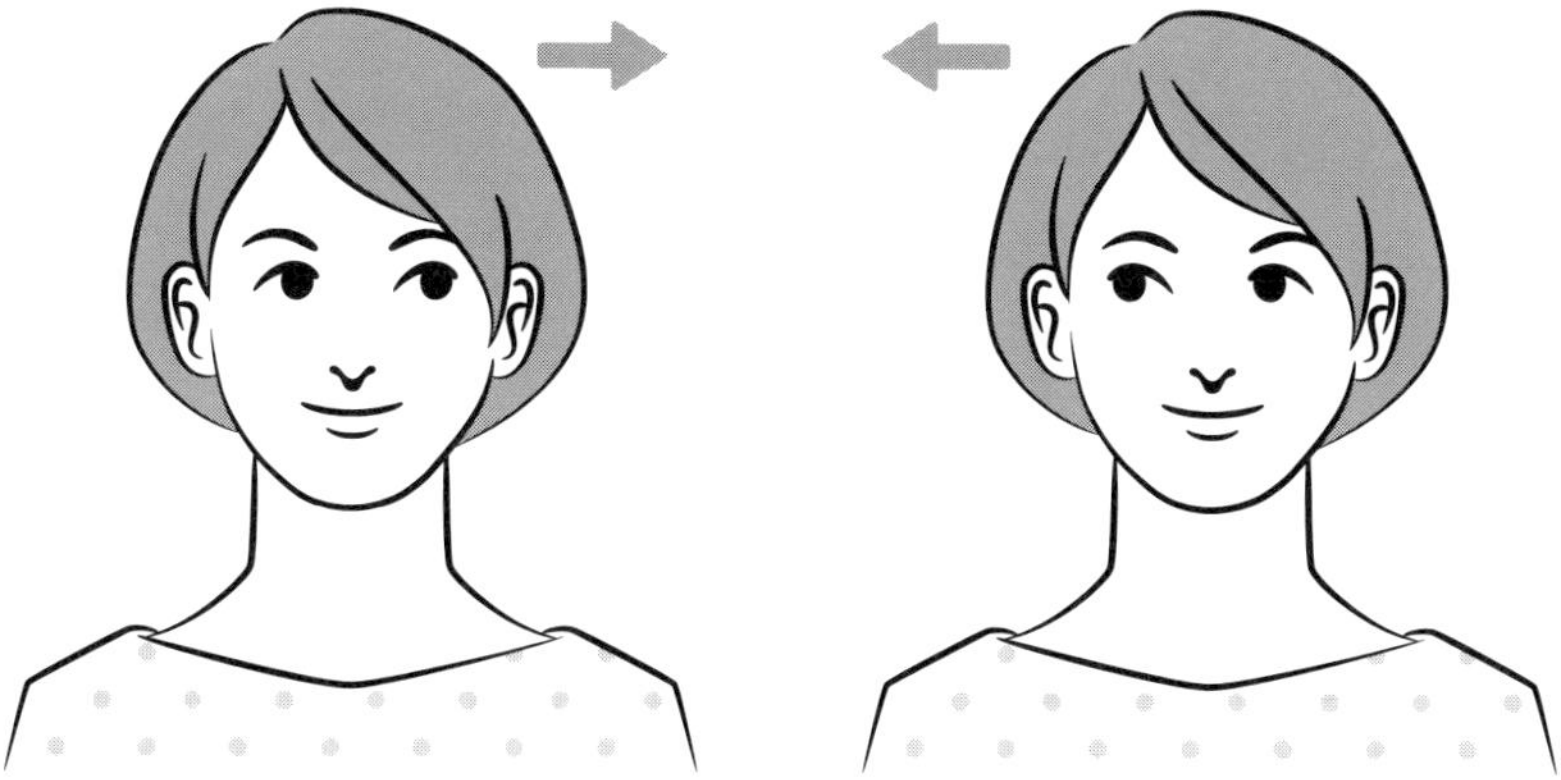

1～2を5回
夜1セット
行う

One Point

顔は正面を向いたまま固定し、顔を動かさずに目だけを動かして、できるだけ多くのものを視界に入れられるようにしよう。

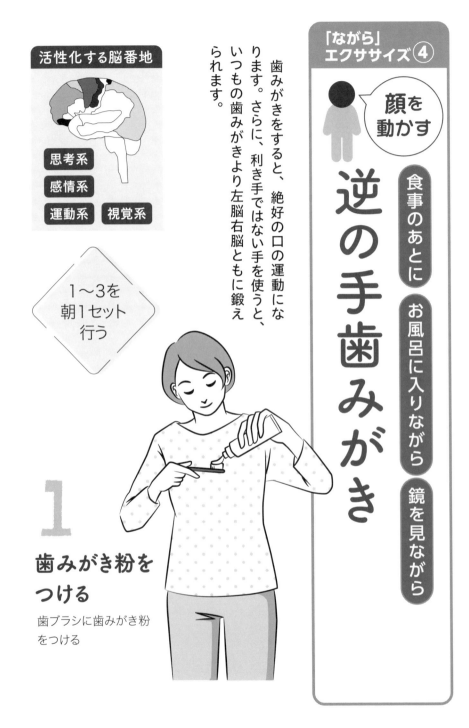

「ながら」エクササイズ④

顔を動かす

逆の手歯みがき

食事のあとに　お風呂に入りながら　鏡を見ながら

歯みがきをすると、絶好の口の運動になります。さらに、利き手ではない手を使うと、いつもの歯みがきより左脳右脳ともに鍛えられます。

活性化する脳番地

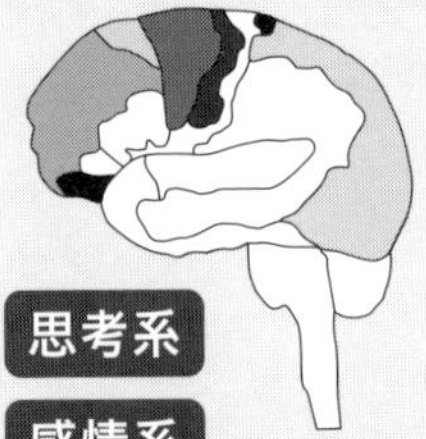

思考系　感情系　運動系　視覚系

1～3を朝1セット行う

1 歯みがき粉をつける

歯ブラシに歯みがき粉をつける

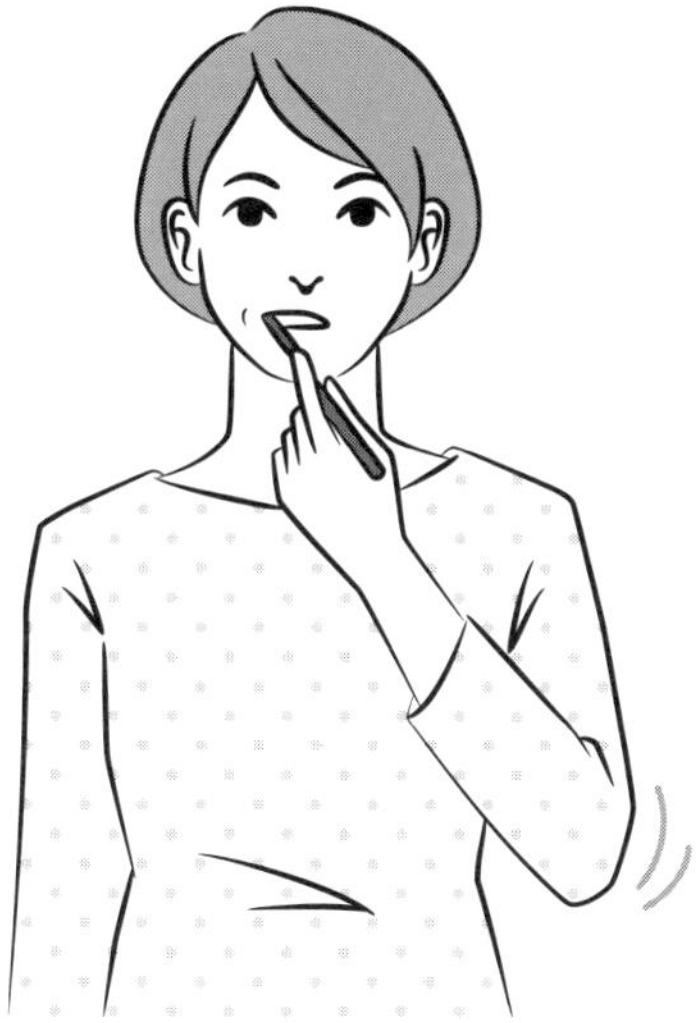

2
歯をみがく

歯ブラシを利き手でないほう、右利きなら左手、左利きなら右手で持ち、歯みがきをする

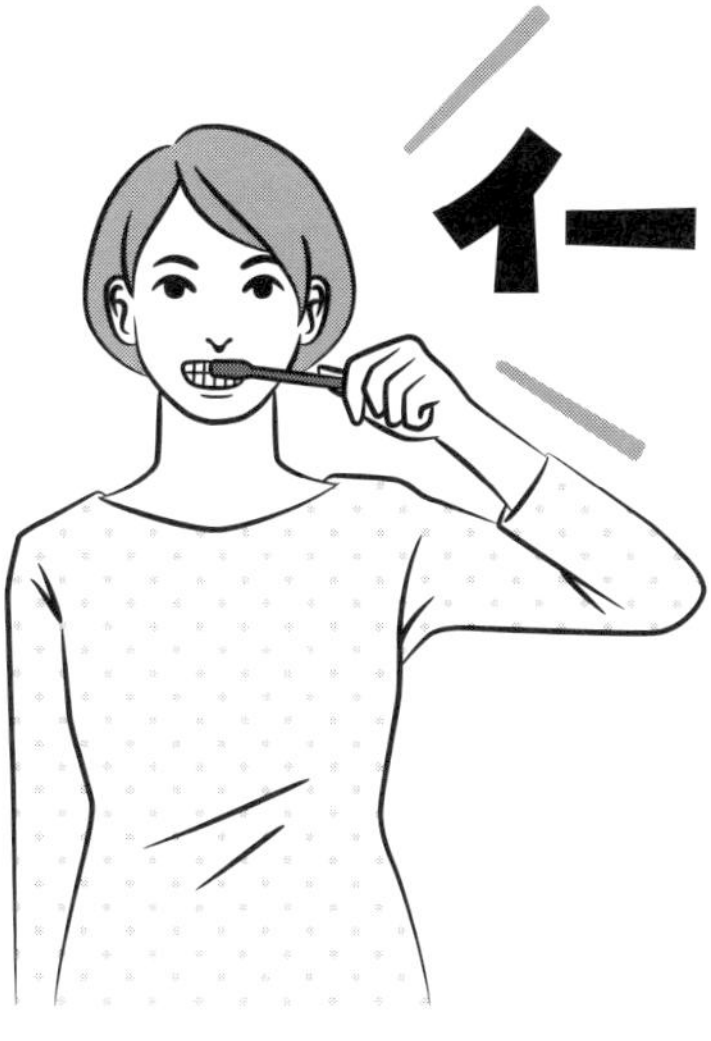

3
口や舌を大きく動かす

奥歯をみがくときは口を大きく開け、下の歯の裏をみがくときは舌を思い切り上げる。前歯をみがくときは口を「イー」と大きく横に広げる

One Point

力を入れすぎて歯ぐきを傷つけないよう、力加減を工夫すること。

「ながら」
エクササイズ⑤

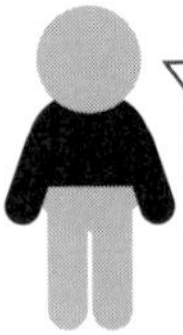

胴体を
動かす

寝る前に　家事の合い間に　ラジオを聞きながら

肩甲骨ストレッチ

肩の痛みやこりは集中力を落とす原因になります。そこで、日中のデスクワークやスマホの見すぎで疲れた肩をリラックスさせましょう。

活性化する脳番地

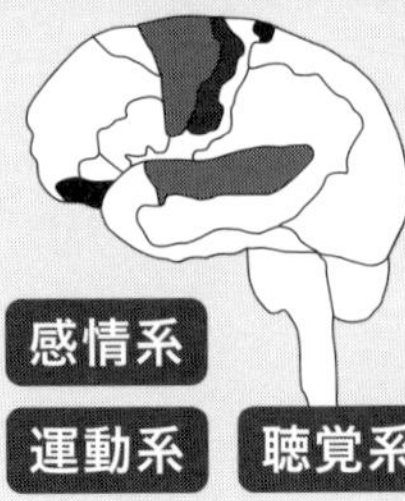

1〜3を5回
夜1セット
行う

1 あお向けに寝る

床にあお向けで寝て、両腕を広げ、両ひざを立てる

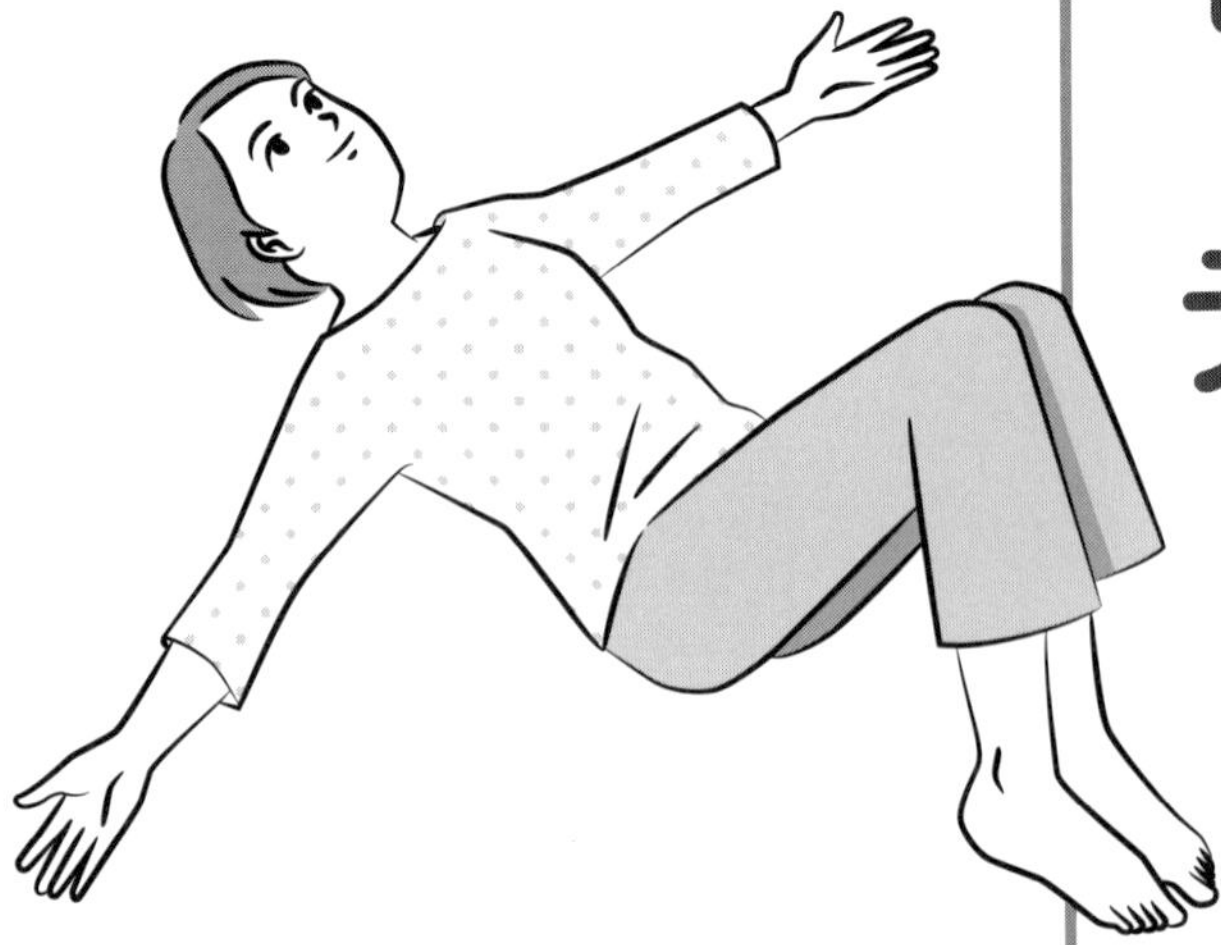

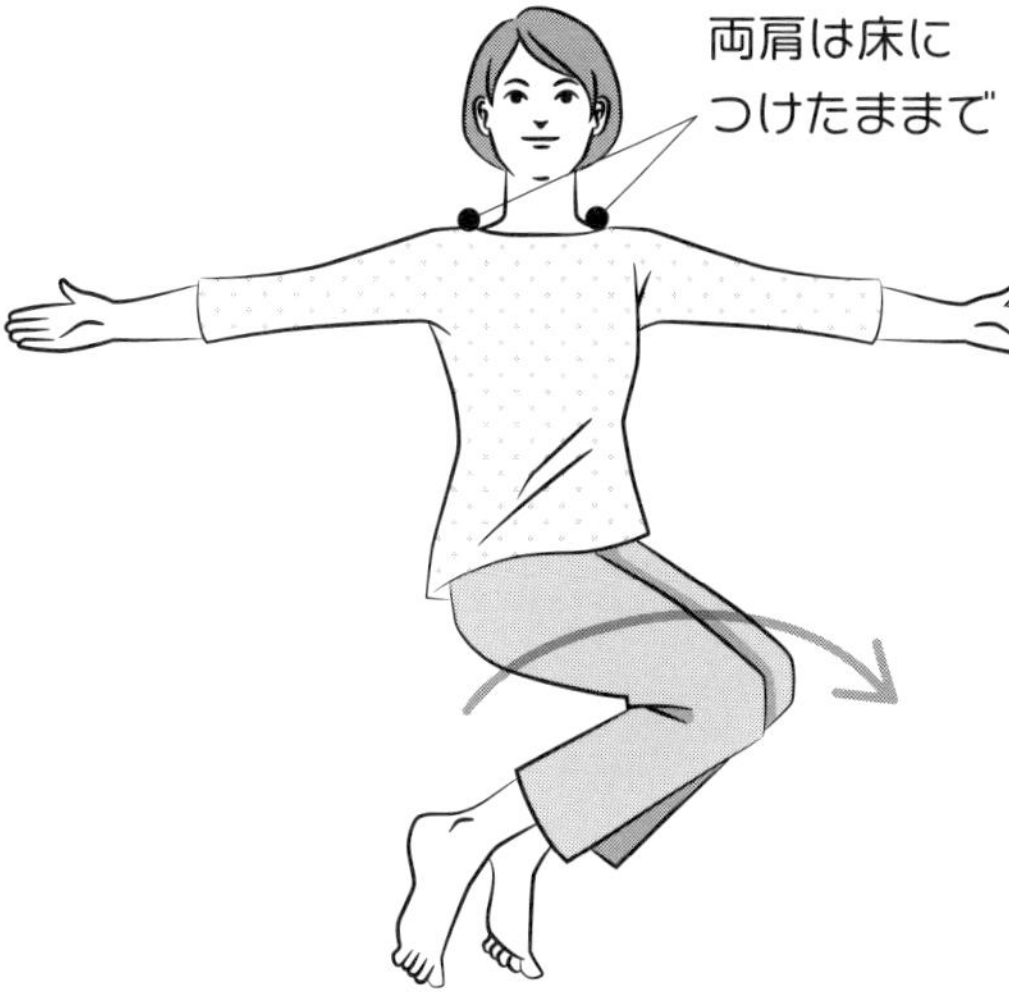
両肩は床に
つけたままで

2
両ひざを左へ倒す

ひざを揃えたまま左へ倒して右の肩甲骨周りを伸ばす。5秒キープして元に戻す

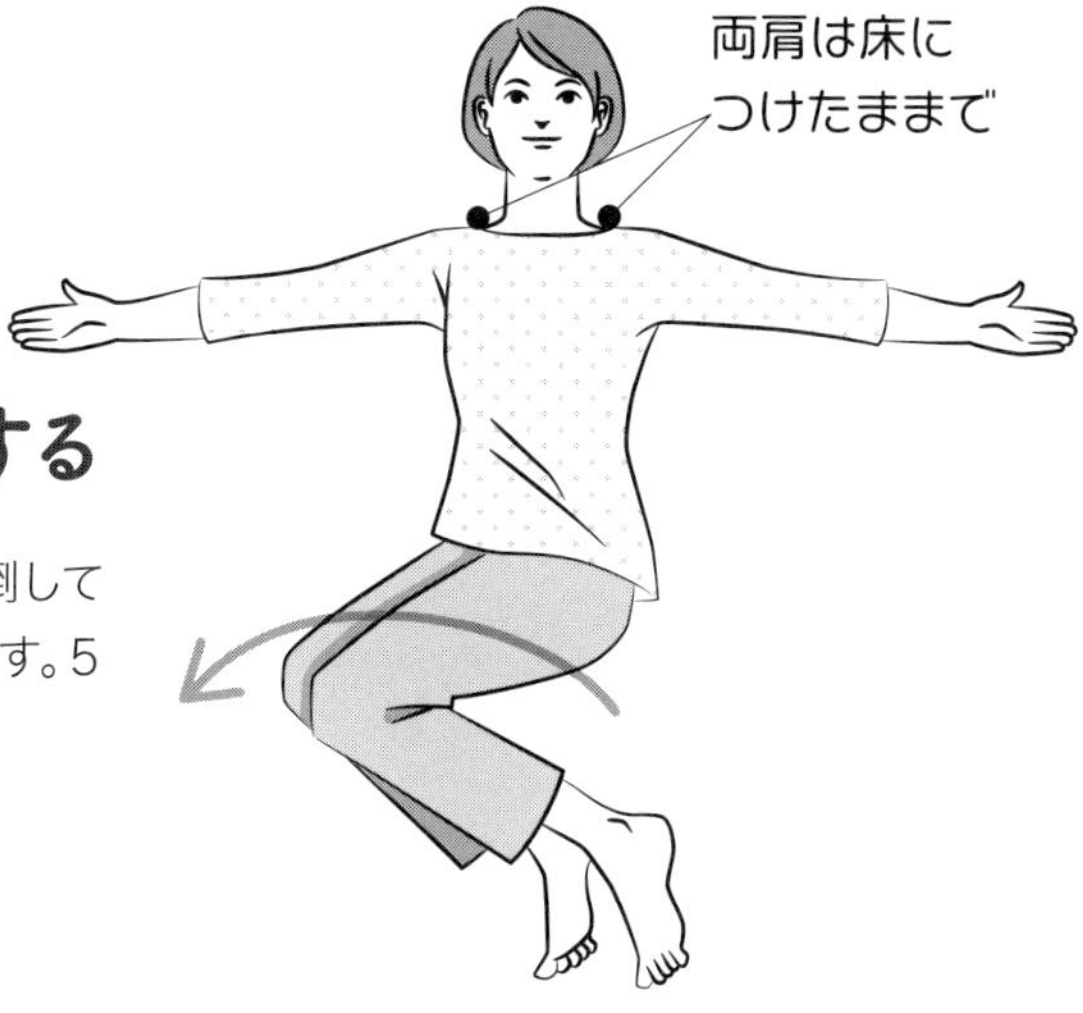
両肩は床に
つけたままで

3
左右を交替する

同様に、両ひざを右へ倒して左の肩甲骨周りを伸ばす。5秒キープして元に戻す

One Point

ひざを倒したとき、肩甲骨が床から離れないようにすること。ひざはゆっくりと倒して筋肉をジワジワ伸ばす感覚で行う。

「ながら」
エクササイズ⑥

座って深呼吸

朝起きたら
仕事の合い間に
外のベンチに座りながら

脳は、酸素を大量に必要としています。深呼吸をすれば酸素がたっぷり送り込まれ、身体も心もリラックスできます。その解放感によって、海馬の働きも高まります。

活性化する脳番地

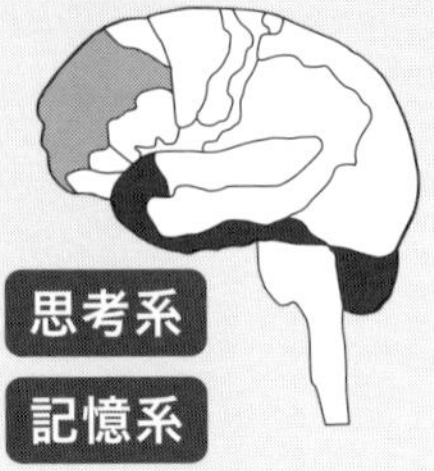

1～3を
5回
朝1セット
行う

1 いすに座る

いすにゆったり楽な姿勢で座る。へそを前に出すようにして、お腹に手を当てる

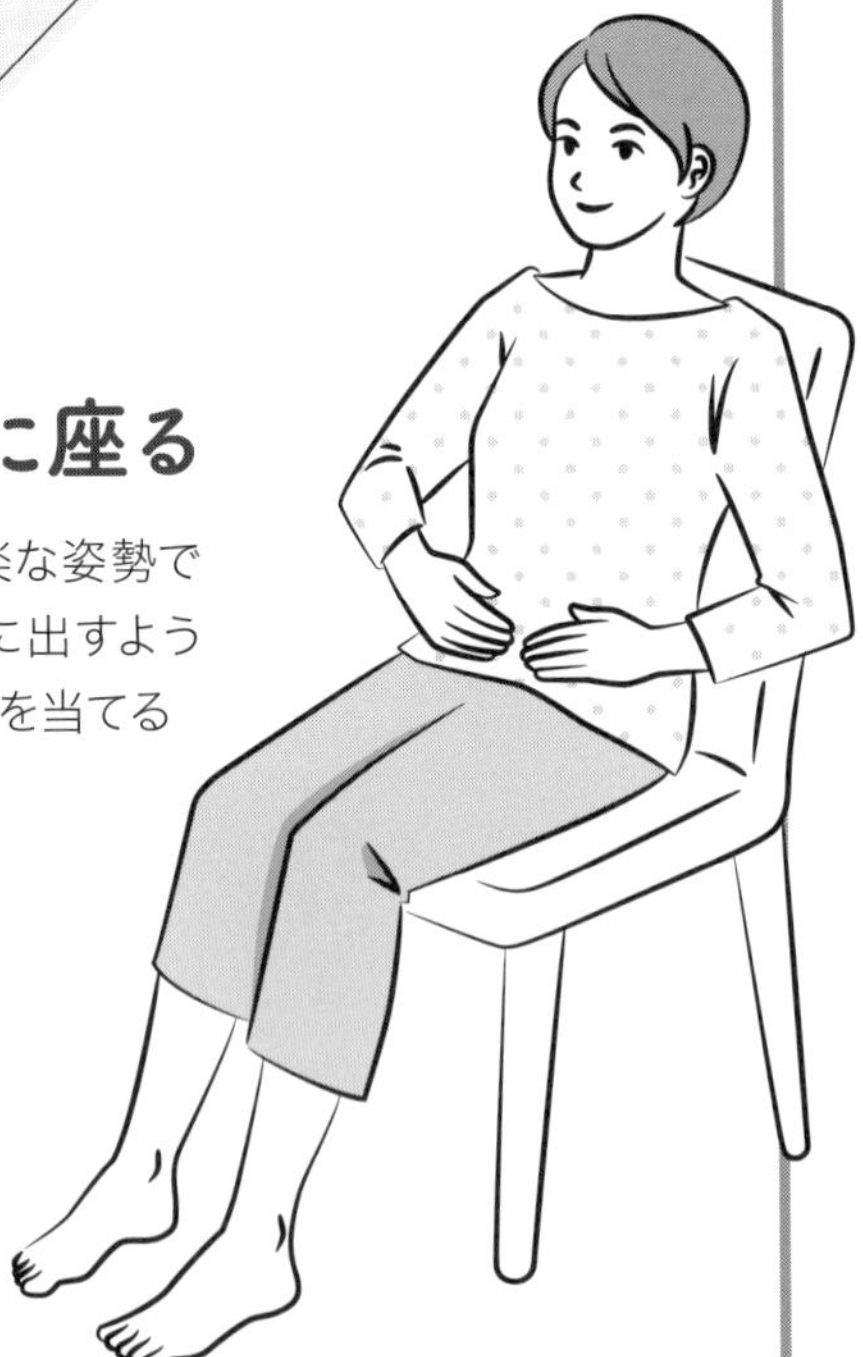

・ガタつかないしっかりしたいすを使う
・キャスター付きなど動くイスはNG

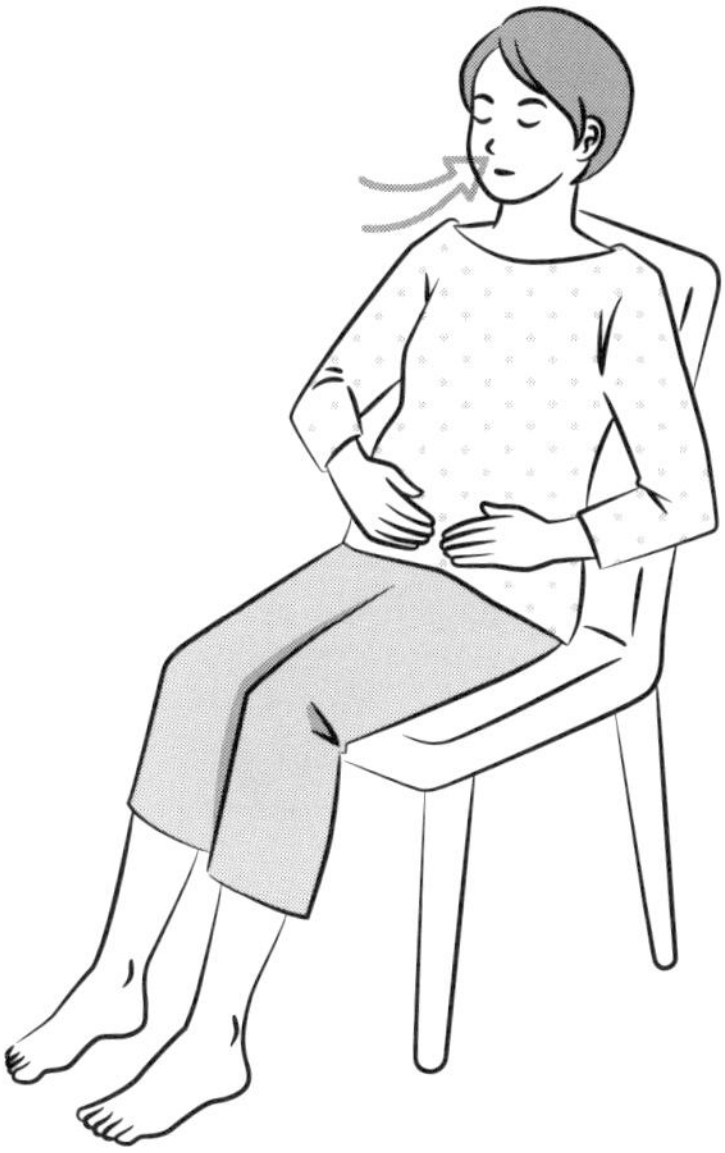

2

ゆっくり息を吸う

頭の中で3まで数えながら、鼻から息を吸う。お腹が膨らんでいるのを確認すること

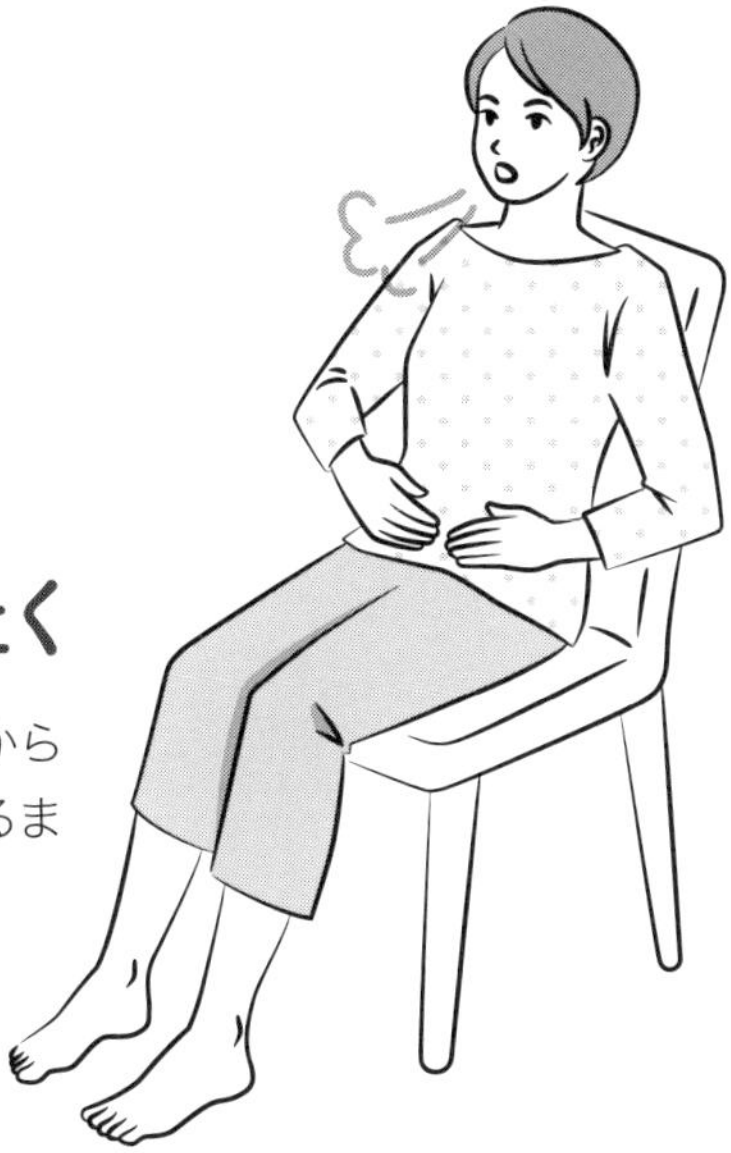

3

ゆ～っくり息を吐く

頭で10まで数えながら、口からゆっくり息を吐く。吐ききれるまで吐き出すこと

One Point

ちょうど3秒、10秒でなくてもOK。できるだけゆっくりめに数えるようにしよう。

「ながら」
エクササイズ⑦

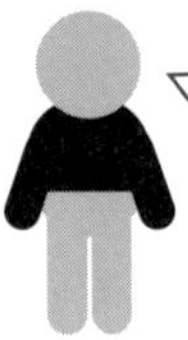

手を動かす

足踏みしながら　歌いながら　数えながら

ティッシュお手玉

丸めたティッシュでお手玉をしてみましょう。軽いので、強めに投げ上げてからしっかり見ていないと、きちんと受け取れません。バランス感覚が身につく簡単な方法です。

活性化する脳番地

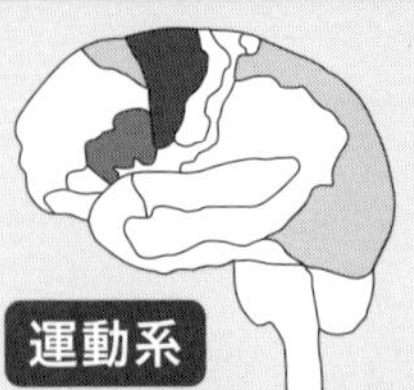

運動系　視覚系　伝達系

1〜3を
1セット
行う

※両手の間は、肩幅の2倍にする。両手はできる限り広げてできるように工夫する

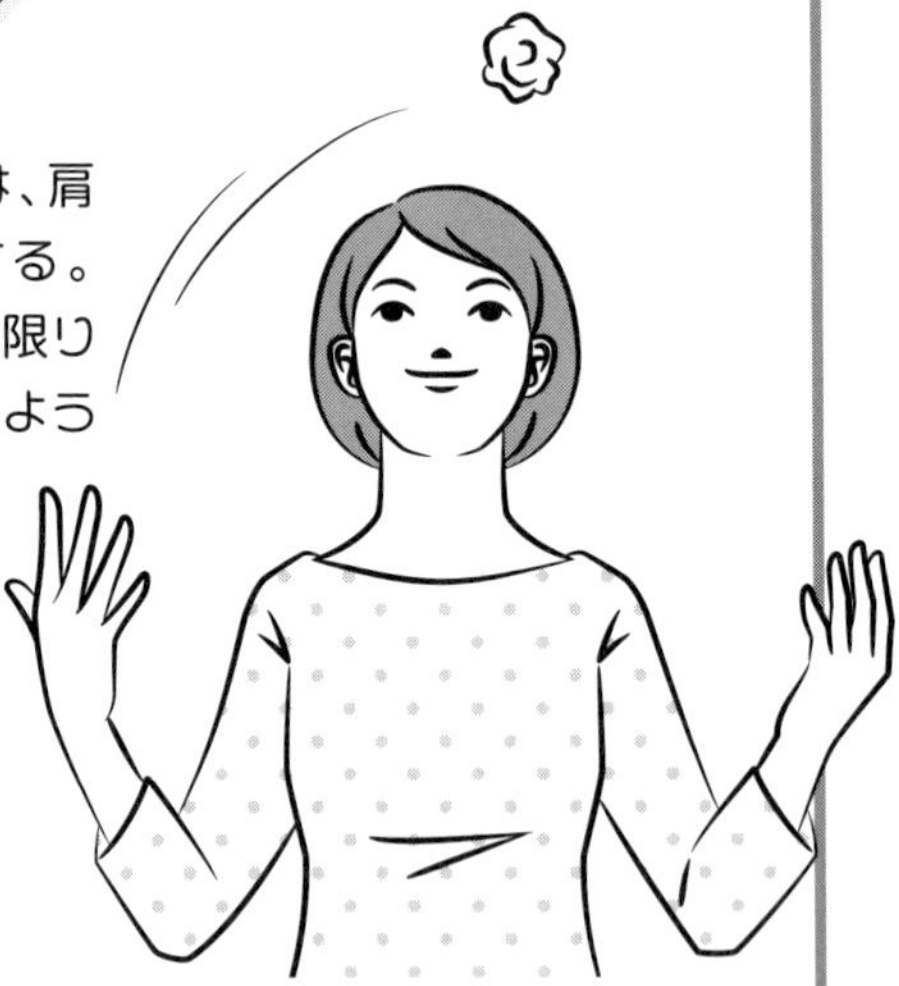

1

お手玉を上に上げ、もう一方の手で受け取る

ティッシュ2枚を軽く握ってお手玉を作る。右手でお手玉を上に上げ、左手で受け取る。続いて、左手でお手玉を投げ上げ、右手で受け取る。これを交互に10回繰り返す

2

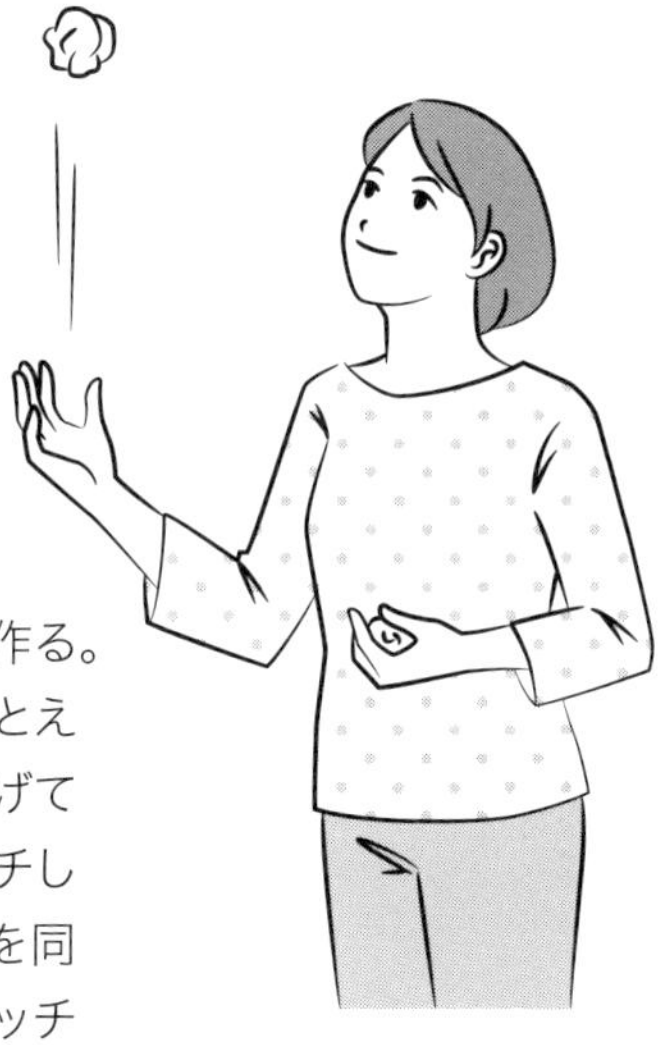

お手玉を両手で交互に上に上げる

ティッシュ2枚でお手玉をもうひとつ作る。両手にひとつずつ乗せ、片方の手(たとえば右手)のお手玉を上に30㎝ほど上げてそのまま右手でキャッチする。キャッチしたら、もう片方の手(左手)のお手玉を同様に投げ上げてそのまま左手でキャッチする。これを交互に10回繰り返す

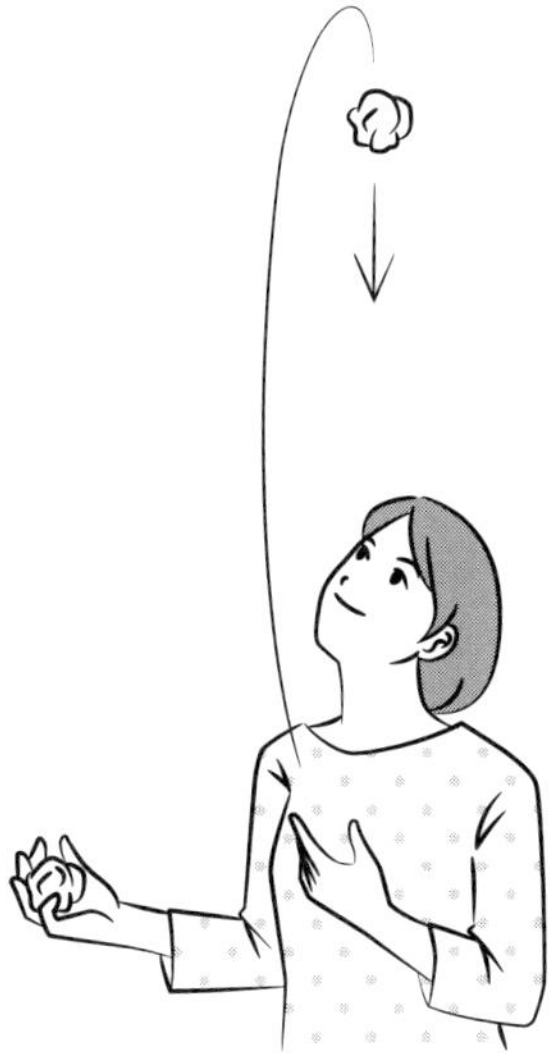

3

さらに高く投げ上げそのままキャッチ

2ができるようになったら、今度は左手で始め、1mほど上に投げ上げてそのまま左手でキャッチする。間を置かず、すぐに右手にあるお手玉を投げ上げてそのまま右手でキャッチ。これを交互に10回繰り返す

One Point

丸くしたティッシュから目を離さずに、投げ上げても見続けることが大事。

「ながら」
エクササイズ⑧

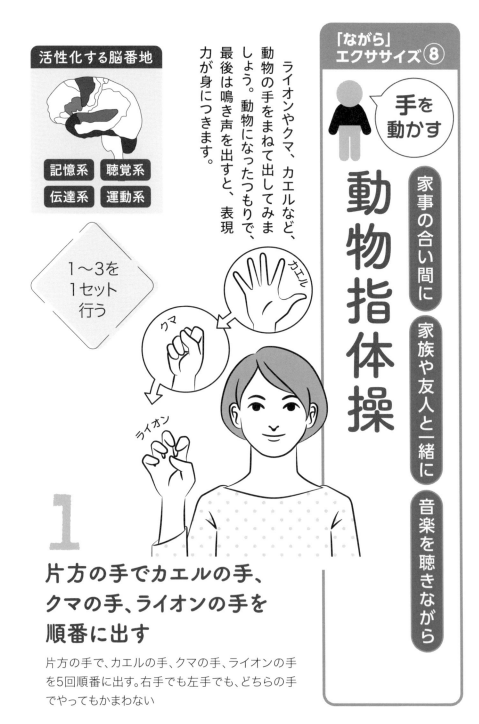

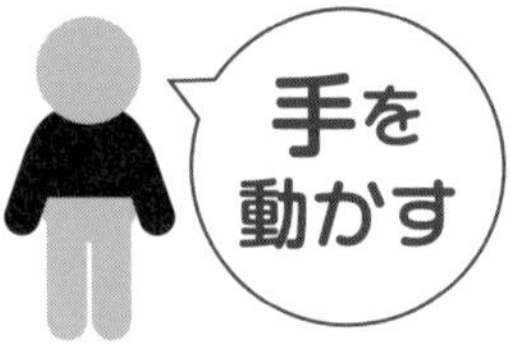

動物指体操

家事の合い間に

家族や友人と一緒に

音楽を聴きながら

ライオンやクマ、カエルなど、動物の手をまねて出してみましょう。動物になったつもりで、最後は鳴き声を出すと、表現力が身につきます。

活性化する脳番地

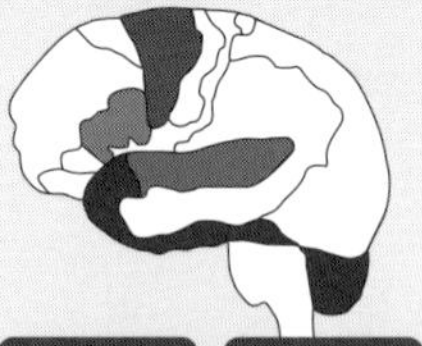

記憶系　聴覚系

伝達系　運動系

1～3を
1セット
行う

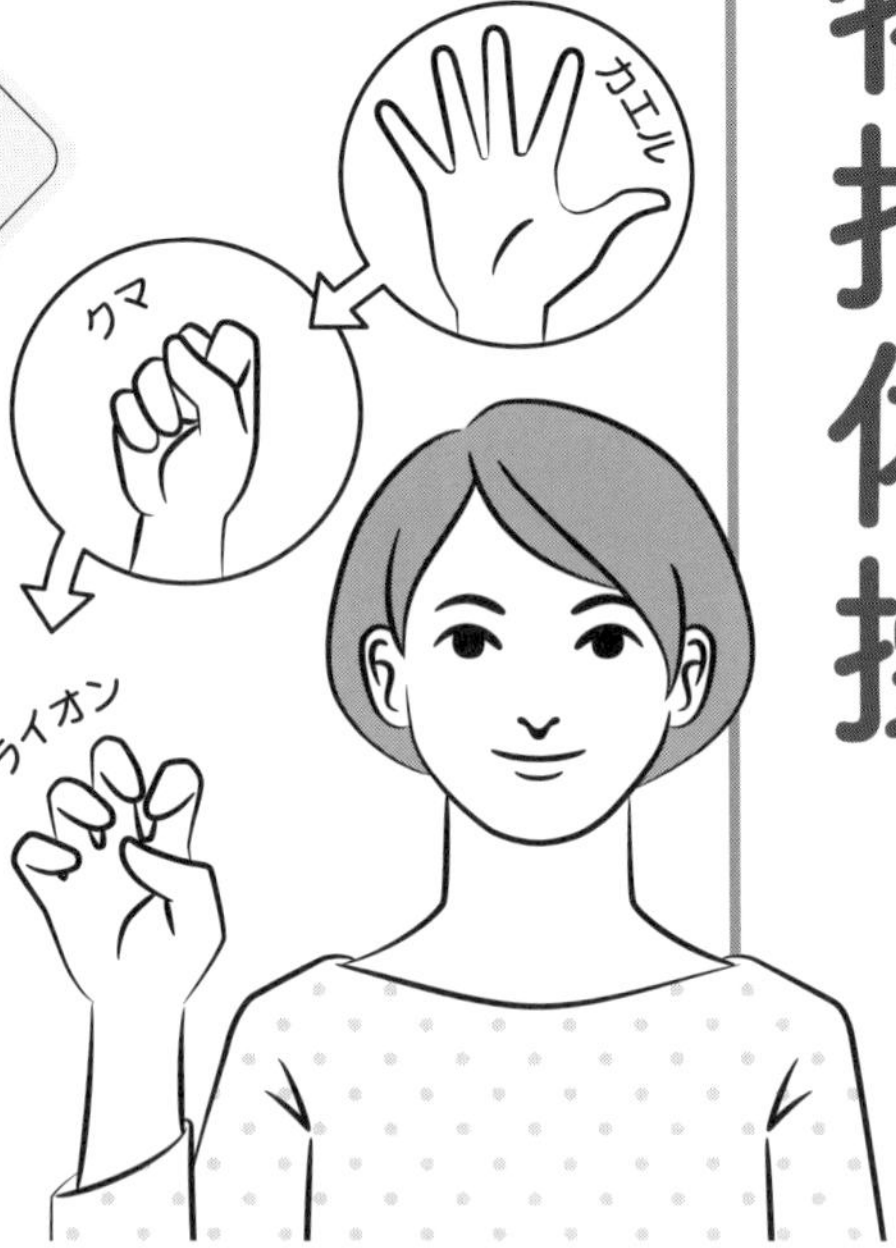

1

片方の手でカエルの手、クマの手、ライオンの手を順番に出す

片方の手で、カエルの手、クマの手、ライオンの手を5回順番に出す。右手でも左手でも、どちらの手でやってもかまわない

2

両手で動物の手を交互に繰り返す

動物の手のうち2つを右手と左手で交互に10回ずつ出していく

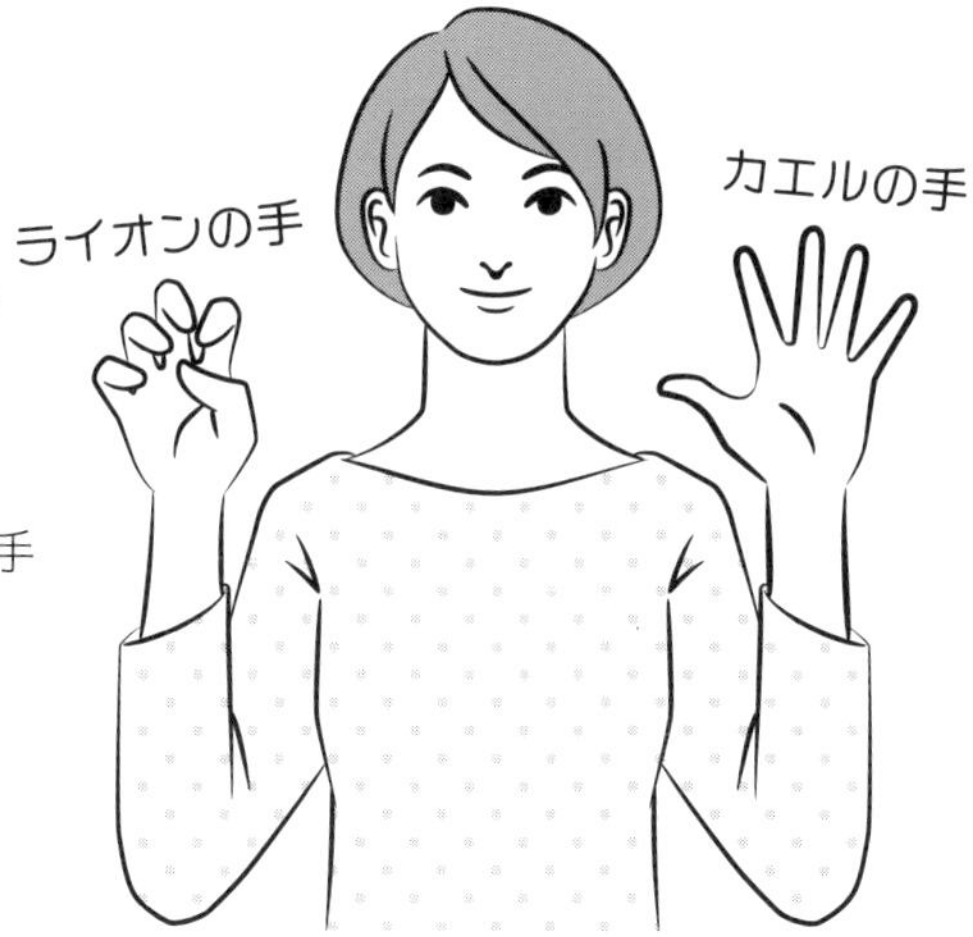

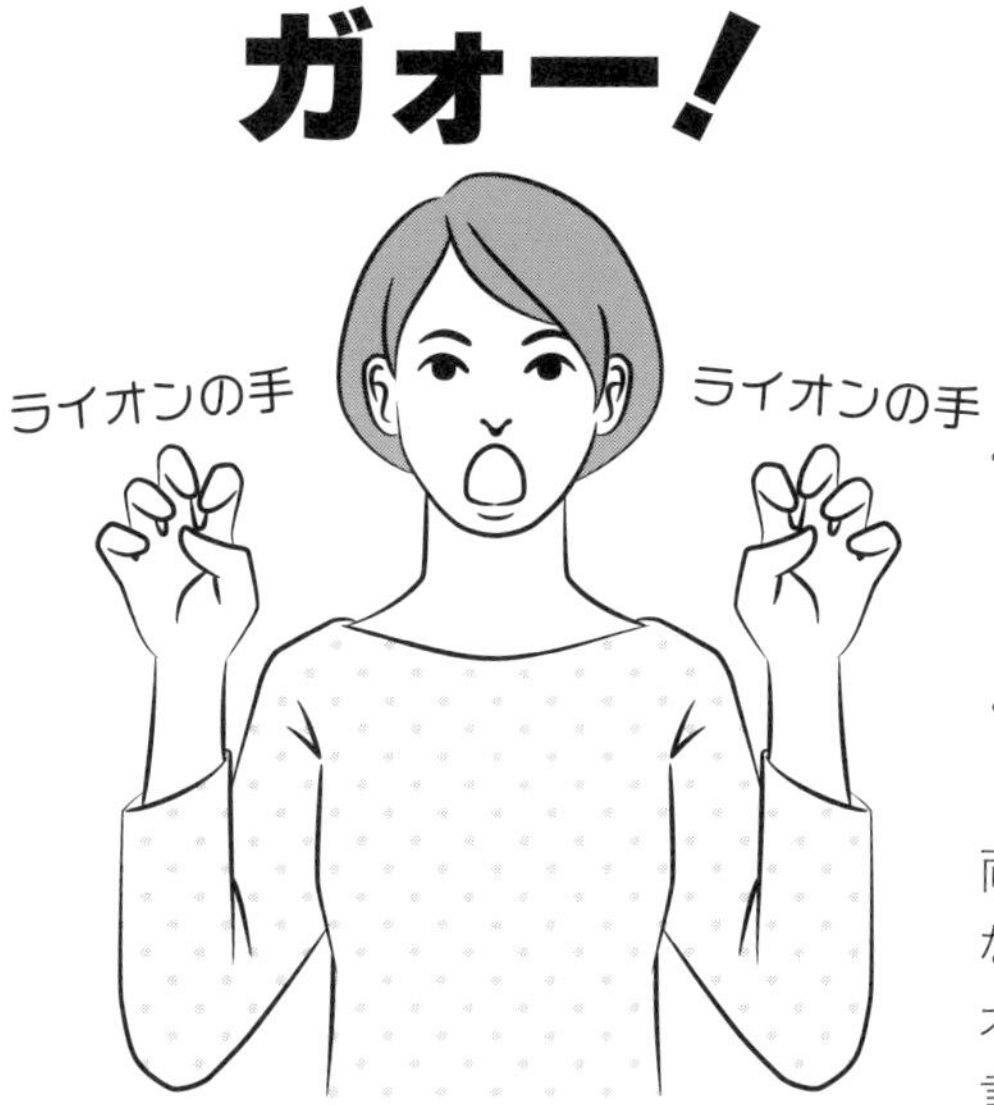

3

両手で動物の手を作り「ガォー!」と言いながら前に出す

両手で同じ動物の手を作り、カエルなら「ケロッケロ！」、クマなら「グオオォォー！」、ライオンなら「ガォー！」と言いながら、手を前に出す

One Point

10本の指先に注意を向けて、ライオンの手のときには、小指もしっかり鋭く曲げること。

「ながら」エクササイズ⑨

家事の合い間に

鏡を見ながら

TVドラマを見ながら

反対腕回し

左右で別の動きをすると情報が複雑になる分、集中力がアップします。肩甲骨の動きがよくなって、肩こりも解消します。

活性化する脳番地

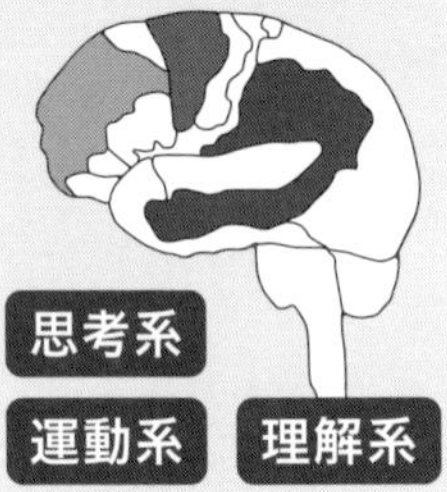

1～2を
好きなだけ
昼1セット
行う

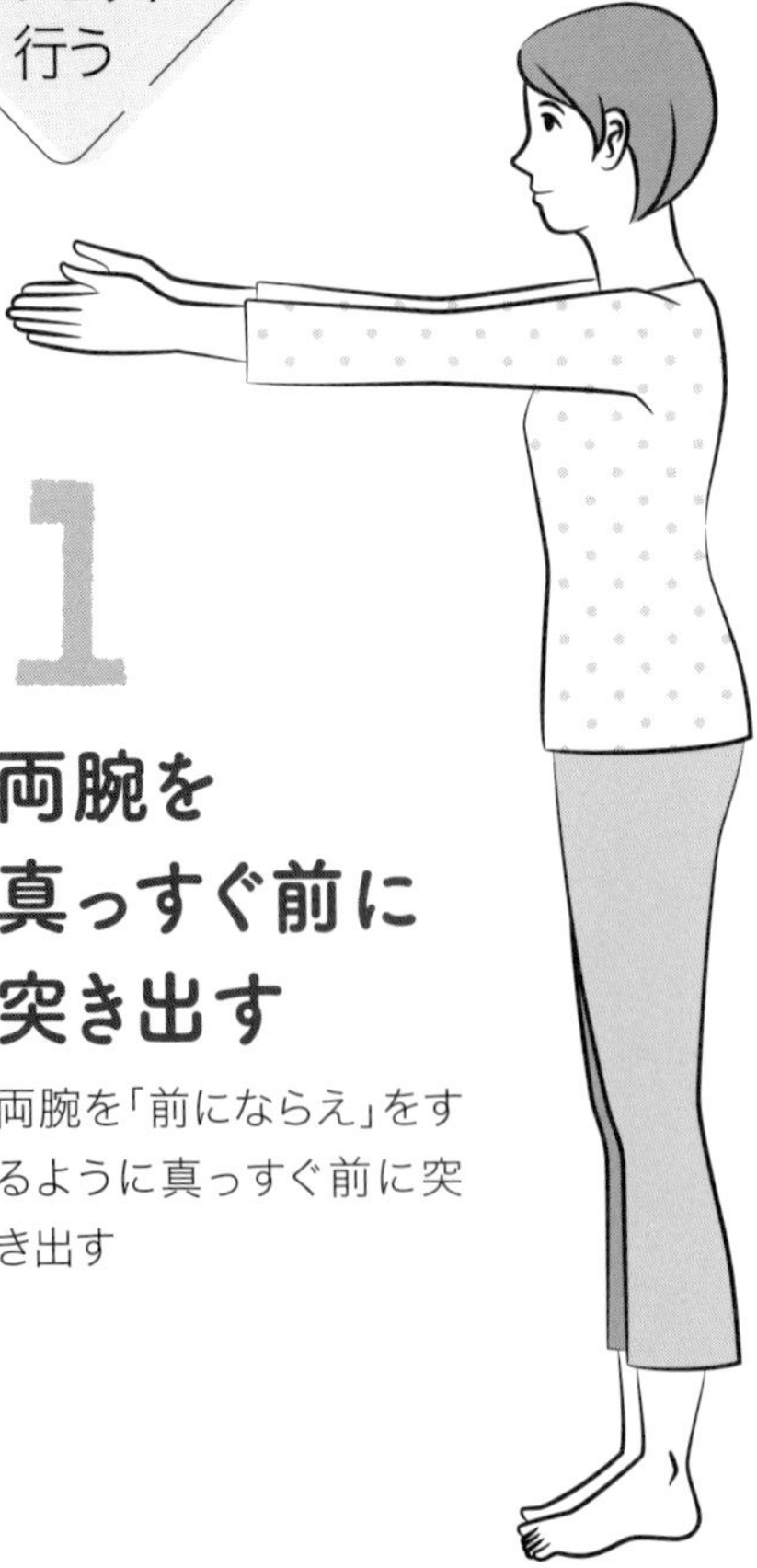

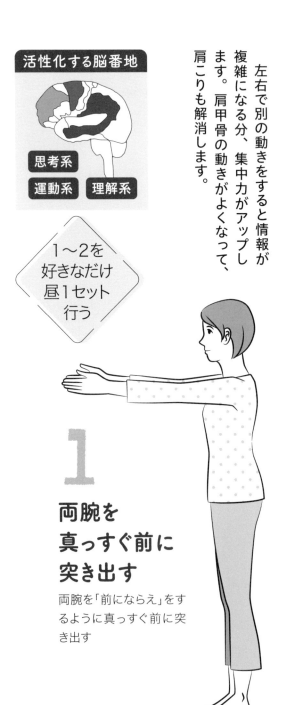

1

両腕を真っすぐ前に突き出す

両腕を「前にならえ」をするように真っすぐ前に突き出す

2

両腕を逆向きに回す

片方の腕を前回り、もう片方の腕を後ろ回りでグルグル回す。慣れるまではゆっくり回すと楽にできる

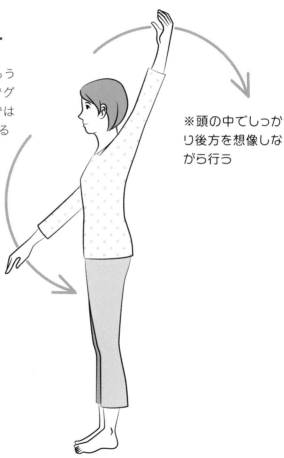

※頭の中でしっかり後方を想像しながら行う

One Point

スムーズに回せなかったり、痛みが出る場合は無理をせずに動かせる範囲でOK。

「ながら」
エクササイズ⑩

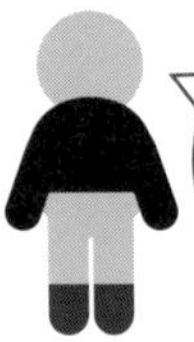

腕と足を動かす

朝起きたら

散歩の途中で

窓から外を見ながら

バンザイ体操

バンザイをするように背伸びをして両手の指を絡めながらかかとを上げ下げして、足首の筋肉をしっかり伸ばしましょう。足首の強さが健脚につながります。ストンとかかとを下ろす刺激で、脳の働きもよくなります。

活性化する脳番地

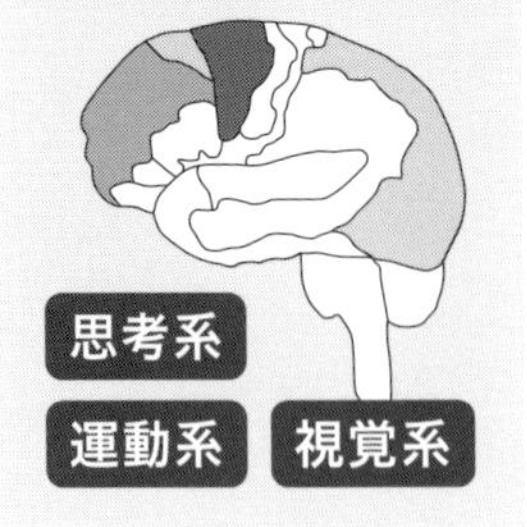

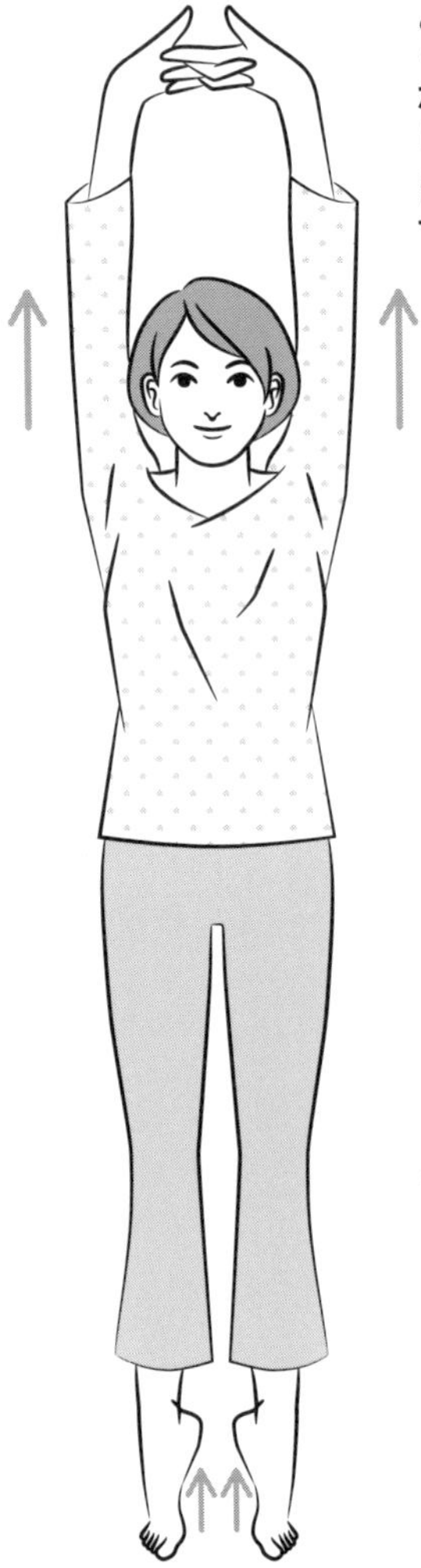

1

背伸びをする

背すじを伸ばして立ち、息を吸い込みながらバンザイをするように背伸びをする。かかとをできる限り持ち上げる

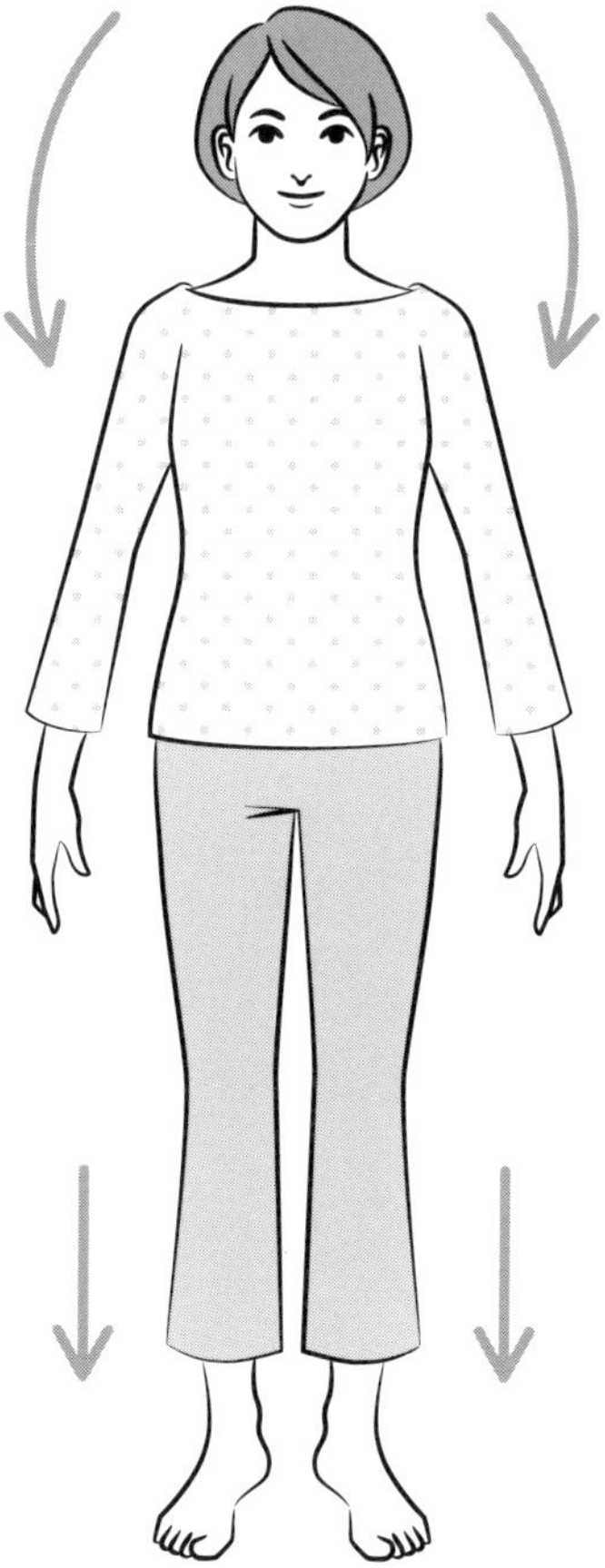

2

かかとを下ろす

息を吐きながら、ストンと
かかとと腕を下ろす

1〜2を10回
夜1セット
行う

One Point

かかとを強めに落とすと、骨にもいい刺激になる。骨粗《こつそ》しょう症の予防にも。

「ながら」エクササイズ⑪

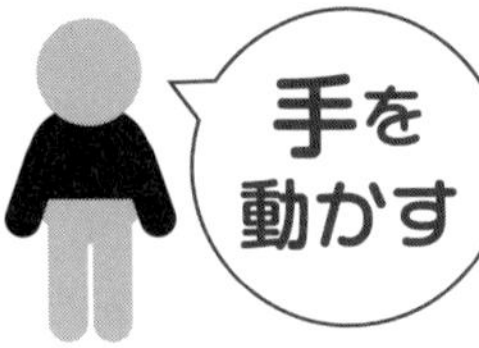

鼻歌を歌いながら

音楽を聴きながら

ゆっくり家事

いつもより少し時間をかけてゆっくりていねいに家事をしてみましょう。「どう動けばいいのか」を脳がしっかり整理できるので、ふだんの動作もきれいになります。

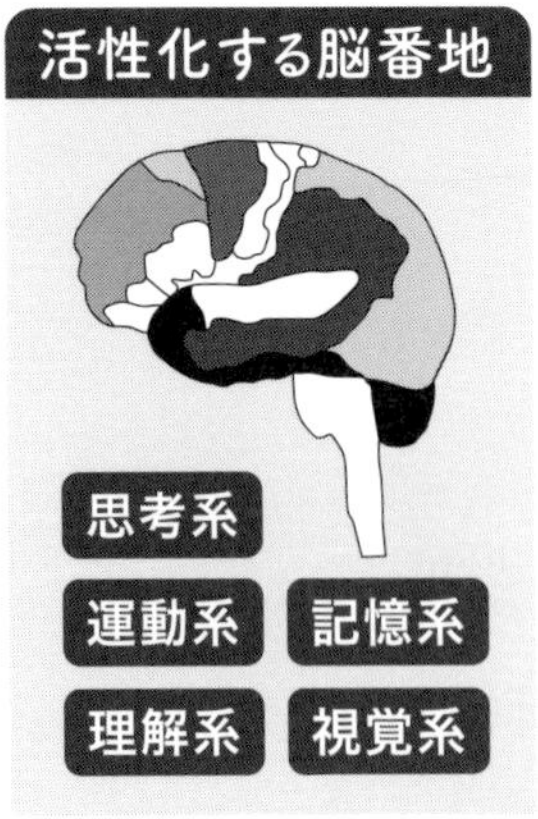

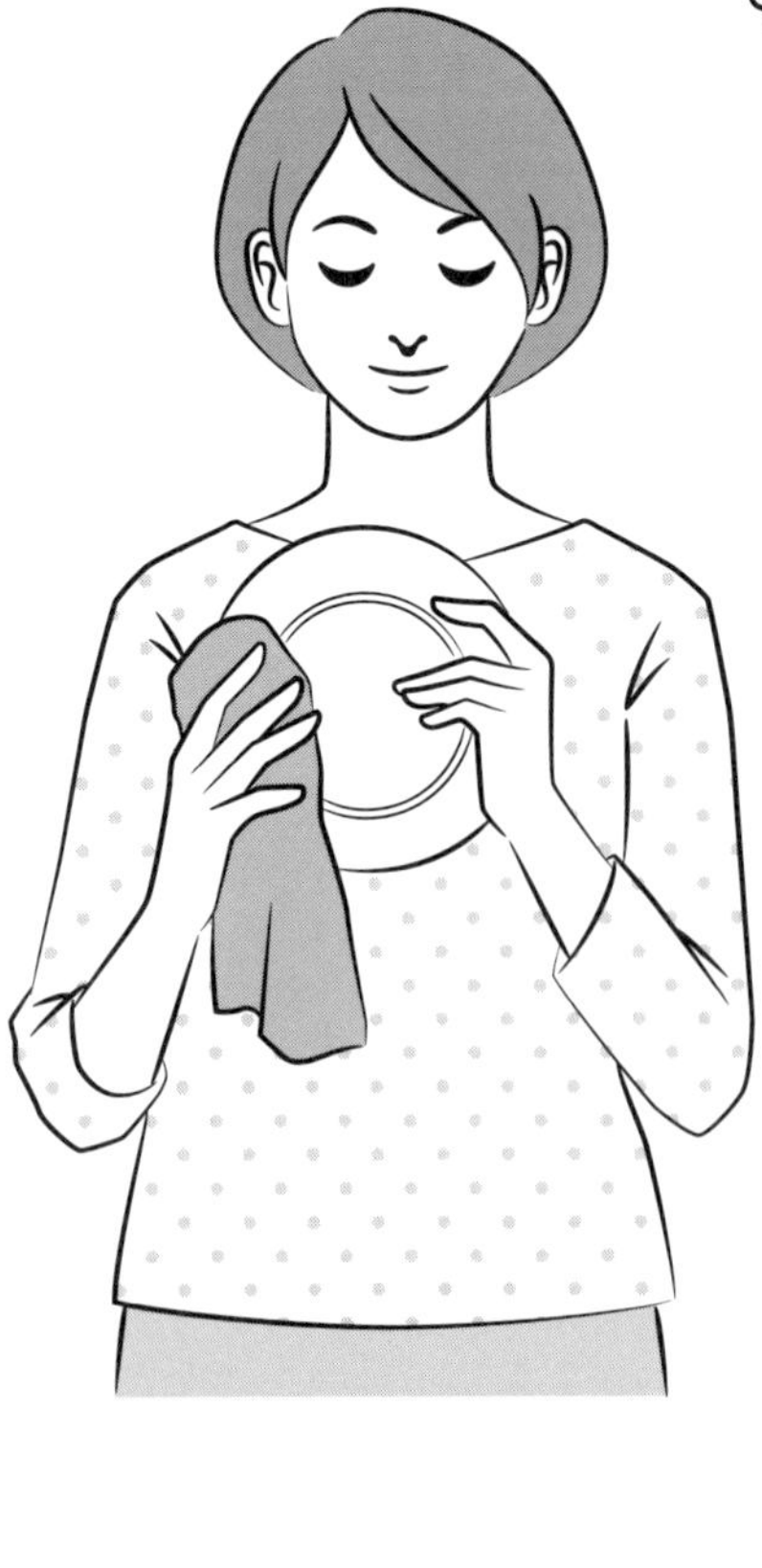

1

洗い終わった食器をゆっくり拭く

お皿など洗い終わった食器を、水滴を残さないよう、ふきんなどでゆっくりていねいに拭く

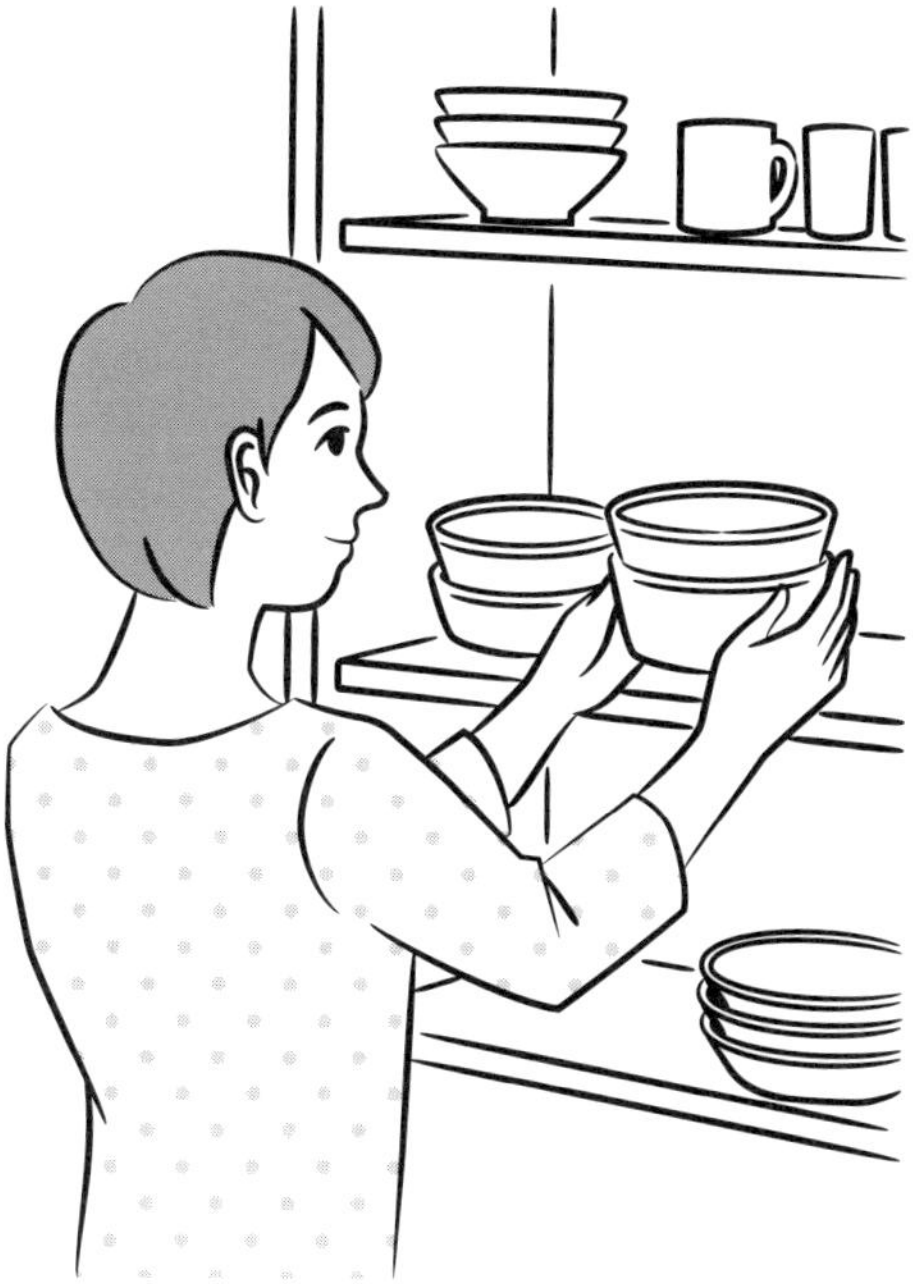

2 戸棚にゆっくり片づける

拭き終わった食器を1枚1枚、ていねいに元の位置に戻す。いつもの2〜3倍の時間をかけるよう心がけること

1〜2を
朝食のあとに
1セット行う

One Point

高い場所に収めるときは、特にゆっくり行うと腕の運動になるだけでなく、肩こりの解消にも効果があり、集中力もアップする。

「ながら」エクササイズ⑫

足を動かす

いすスクワット

お風呂の前に

回数を数えながら

音楽を聴きながら

本格的なスクワットはきつくてできないという人には、いすを使って行うスクワットをおすすめします。太ももの筋力アップとともに、脳も活性化できます。

活性化する脳番地

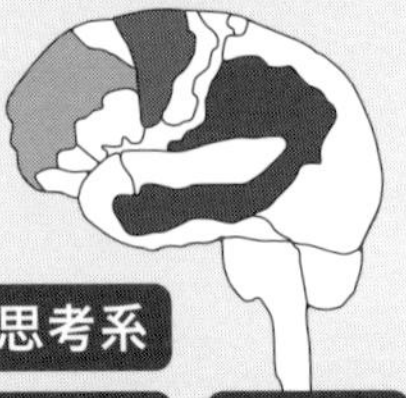

思考系　運動系　理解系

- ガタつかないしっかりしたいすを使う
- キャスター付きなど動くイスはNG

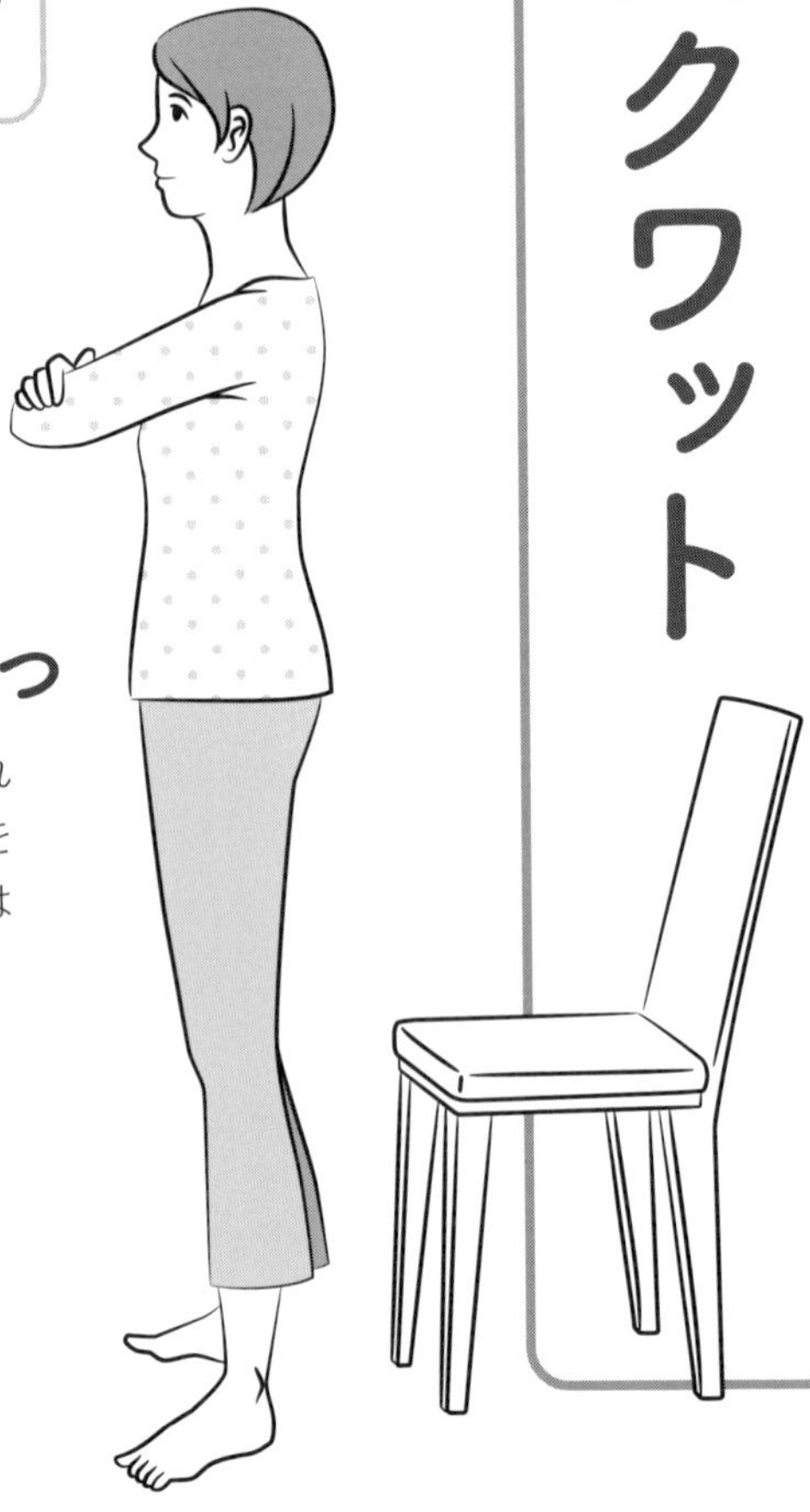

1

いすの前に立つ

いすに浅く腰をかけられるくらいの位置に、足を肩幅に開いて立つ。腕は胸の前で組む

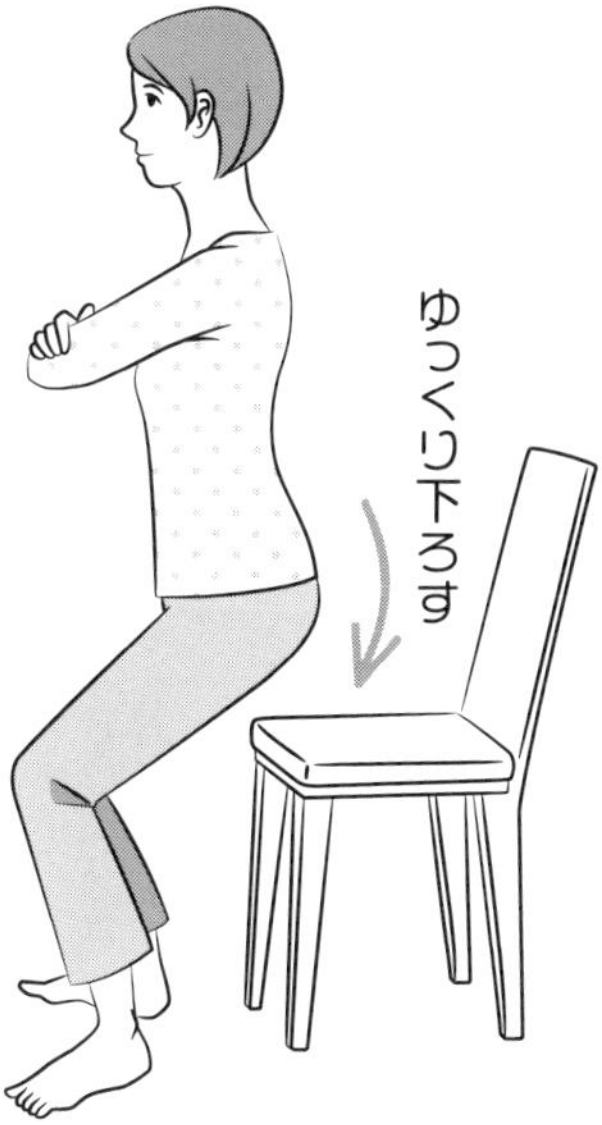

2

ひざを曲げて腰を下ろす

1の姿勢から、お尻を突き出すようにしながら、できるだけゆっくりとひざを曲げて腰を下ろす。太ももがいすの座面につかないギリギリのところで止めて、10秒キープする

3

いすに座って10秒休む

10秒経ったらいすに座って10秒休む。このとき、足の緊張は解く

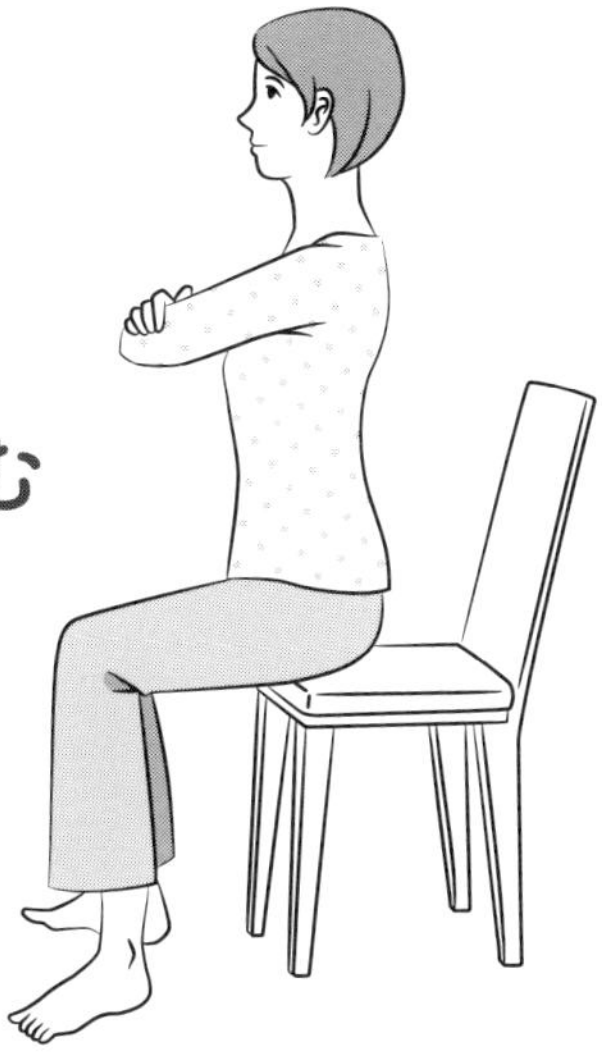

1〜3を
5回繰り返す
昼に1セット
行う

One Point

座面の高さがひざより低いいすを使うこと。腰を下ろすときに曲げるひざは、つま先より前に出ないようにする。

「ながら」
エクササイズ⑬

足を動かす

深めスクワット

仕事の合い間に

家事の合い間に

音楽を聴きながら

腰を落とし切らないようにする普通のスクワットではなく、あえてしゃがみ込むことで背中の柔軟性を高めましょう。背中がよく動くと脳も活性化します。

活性化する脳番地

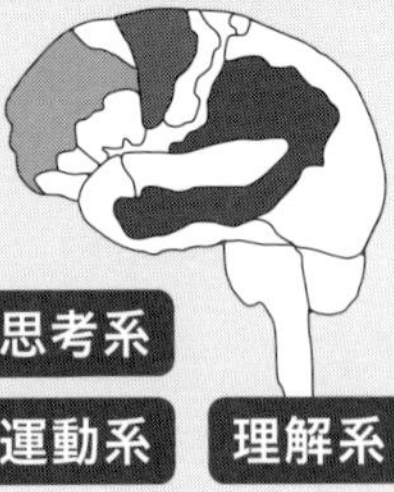

思考系

運動系

理解系

1〜3を5回
昼に1セット
行う

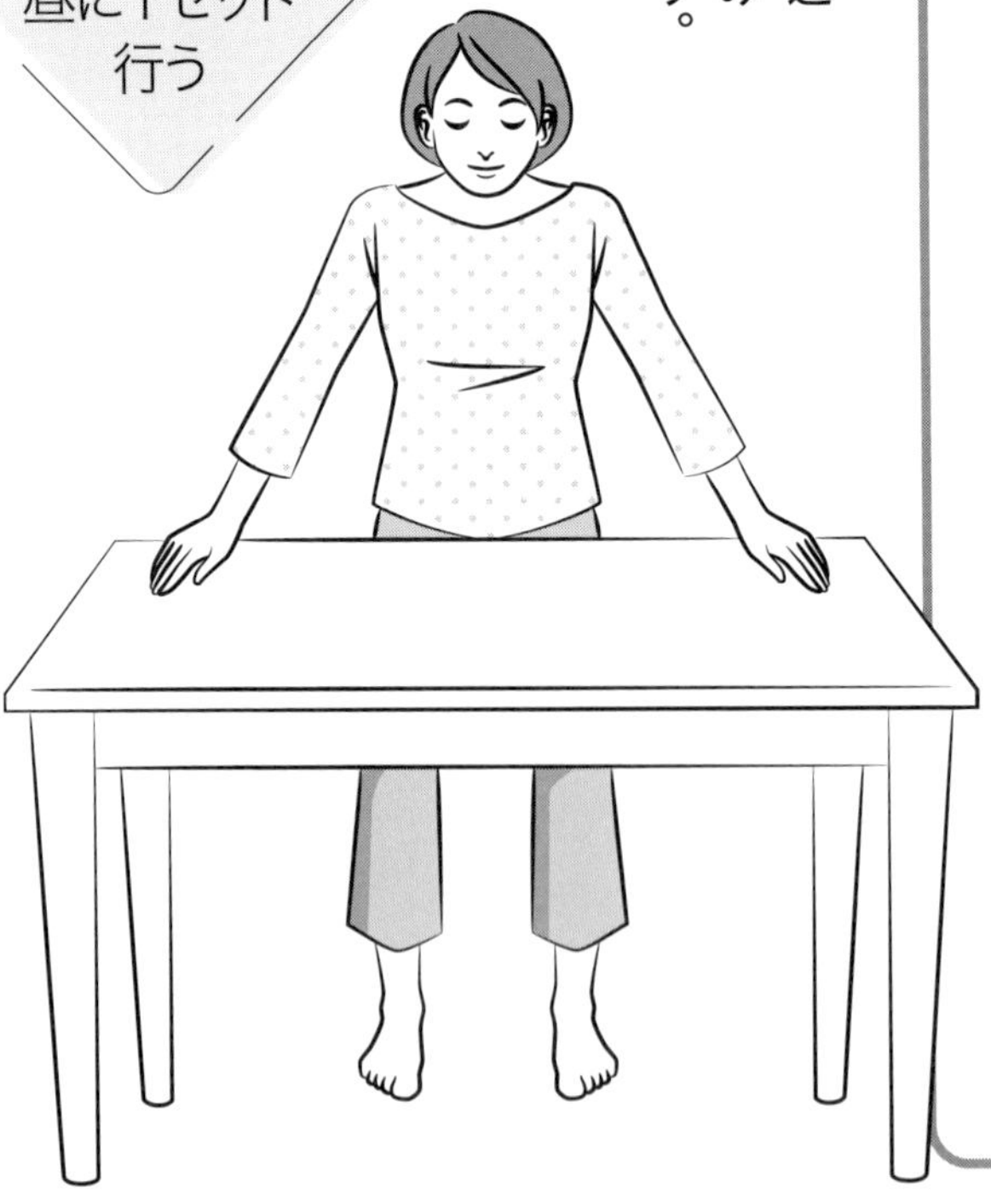

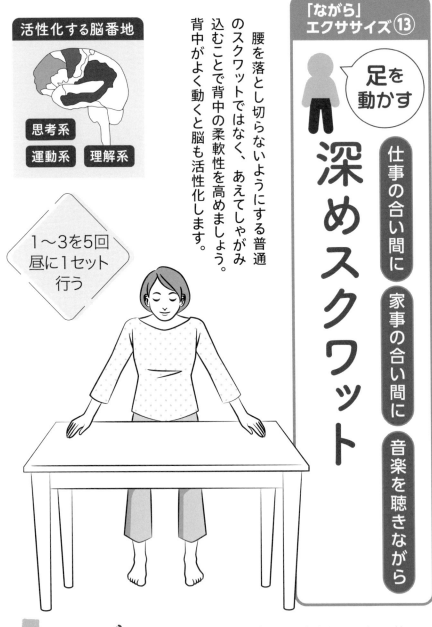

1 テーブルの前に立つ

ダイニングテーブルなど、丈夫なテーブルの前に体ひとつ分ほど間を開けて立ち、両腕を広めに開いて天板を両手で押さえる。足は肩幅に開く

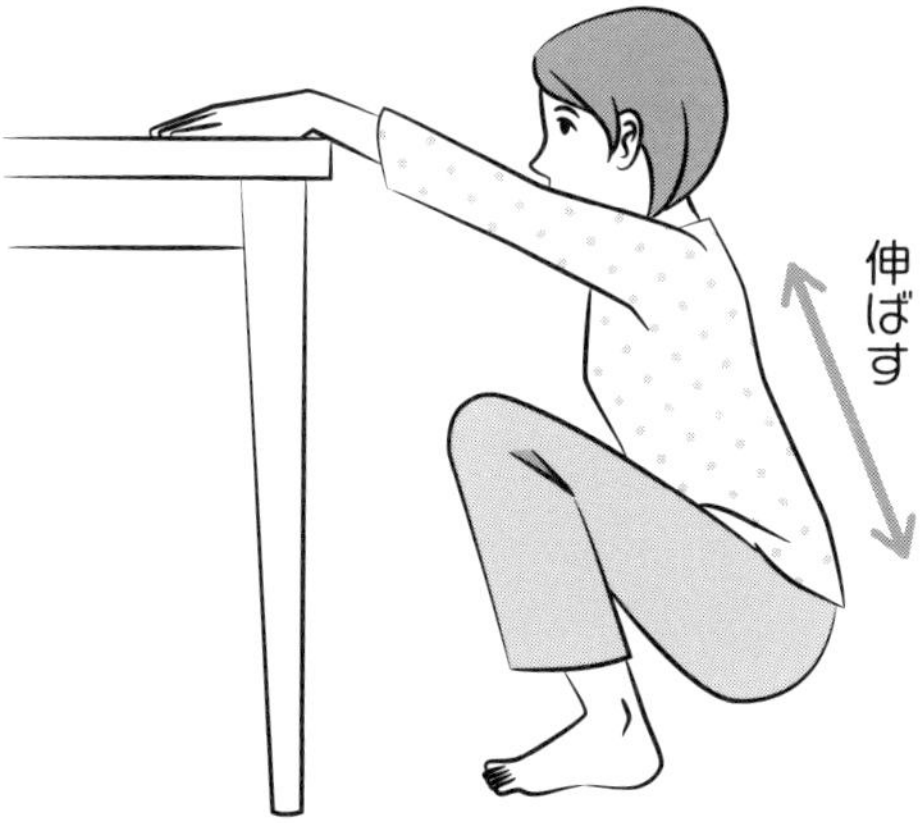

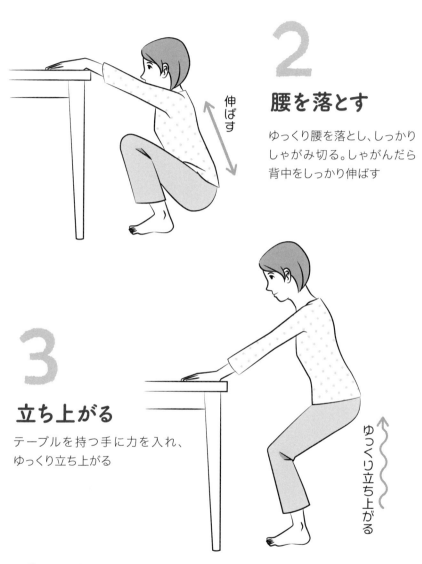

2

腰を落とす

ゆっくり腰を落とし、しっかりしゃがみ切る。しゃがんだら背中をしっかり伸ばす

3

立ち上がる

テーブルを持つ手に力を入れ、ゆっくり立ち上がる

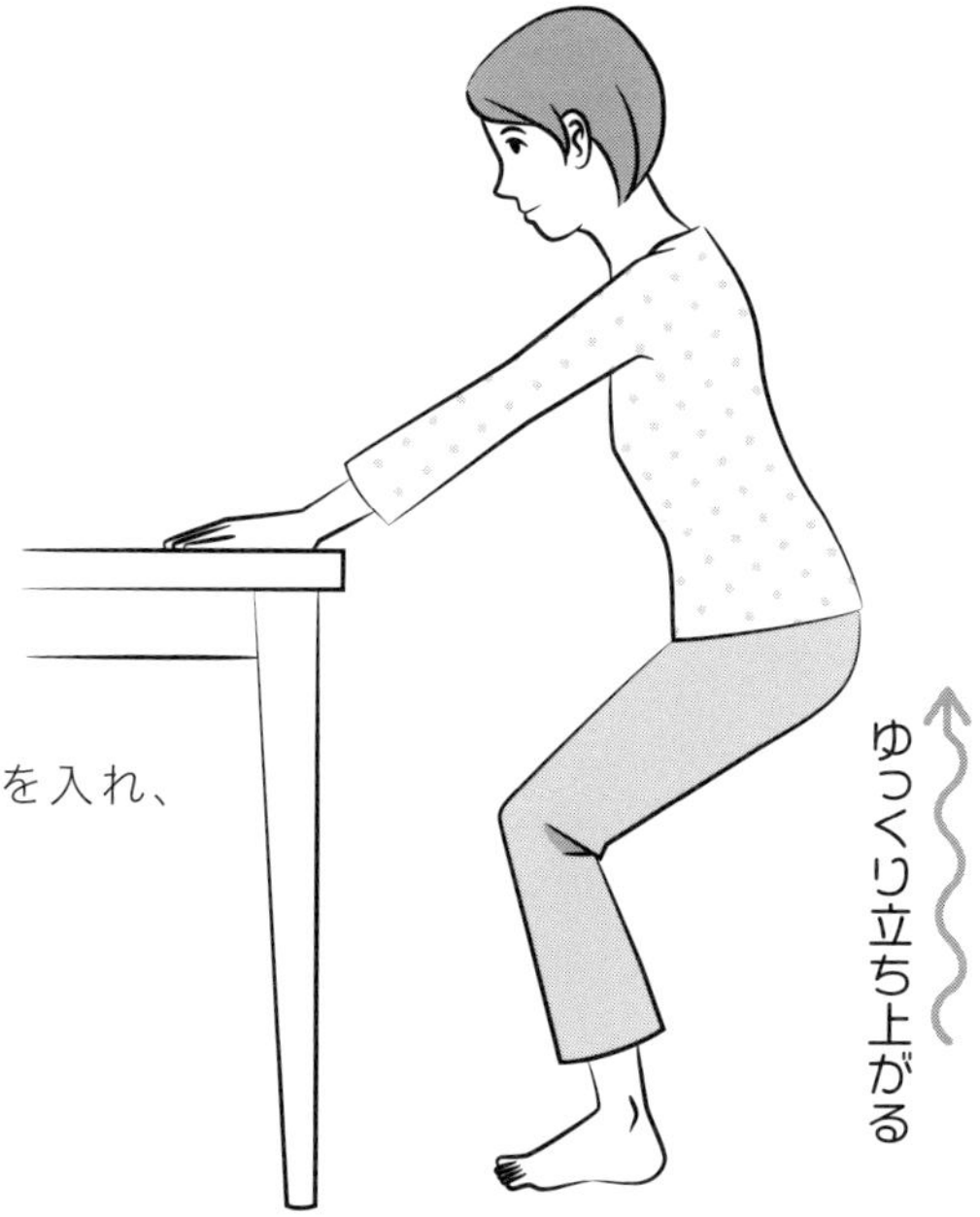

One Point

ゆっくり行うと効果が出やすい。立つときにも手に頼りすぎず、お尻とお腹にしっかり力を入れること。

「ながら」
エクササイズ⑭

足を動かす

片足立ち

お風呂の前に

ラジオを聞きながら

公園で

前後左右にバランスをとって運動すると、背骨がきっちり整います。背中の筋肉の緊張がとれ、脳と身体の連携が強まって、頭の回転や発想力がアップします。

活性化する脳番地

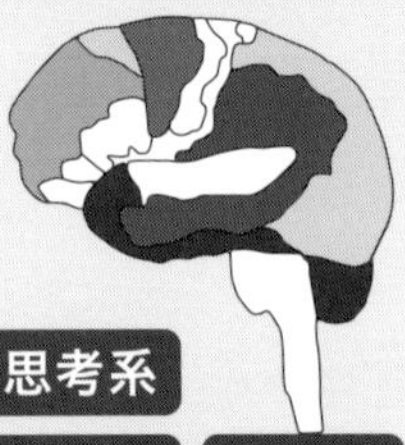

思考系

運動系　記憶系

視覚系　理解系

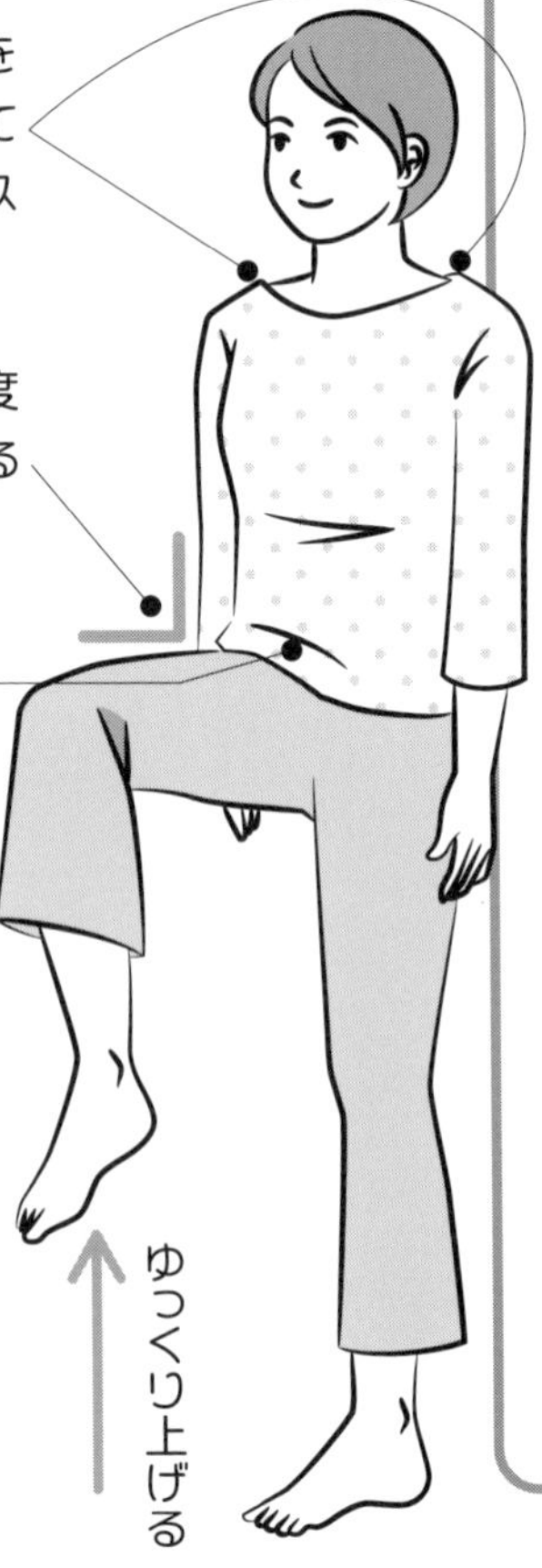
両肩の力を
ぬいて
リラックス
できる人は90度
(直角)にする
腹筋を使う
ゆっくり上げる

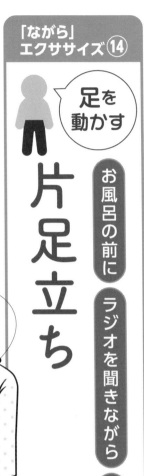

1

片足で立つ

両手を下げて真っすぐに立ち、片足のひざをゆっくり上げて15秒キープする。重心を移動させながら、前後のバランスをとると楽に立てる

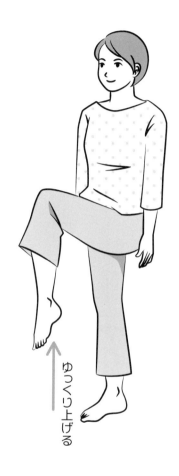

2 左右を交替

両足で立ち、今度は反対側の足を同じように上げて15秒キープする

・ダイニングテーブルなど、すぐにつかまれる丈夫な家具のそばで行うこと

1～2を1セット行う

One Point

片足立ちすると、小脳が刺激されて記憶力がアップする。軸足を上げたり、猫背になったりしないように注意すること。

「ながら」
エクササイズ⑮

足を動かす

座って足上げ

TVを見ながら

電話をしながら

散歩中にベンチで

片足を床と平行になるまで上げてキープしましょう。ひざの上げ下げも行うことで、足腰が強くなり、つまずかなくなります。深呼吸しながら行えば、腹筋も鍛えられます。

活性化する脳番地

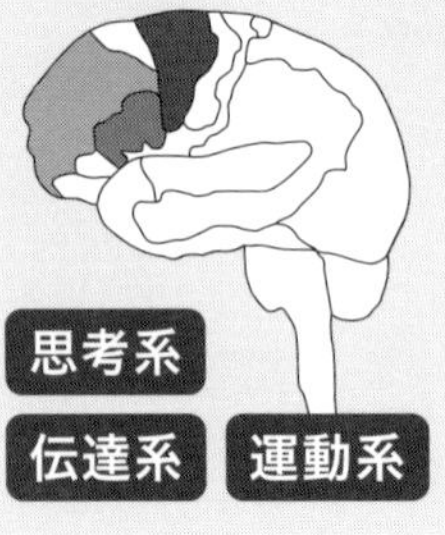

- ガタつかないしっかりしたいすを使う
- キャスター付きなど動くイスはNG

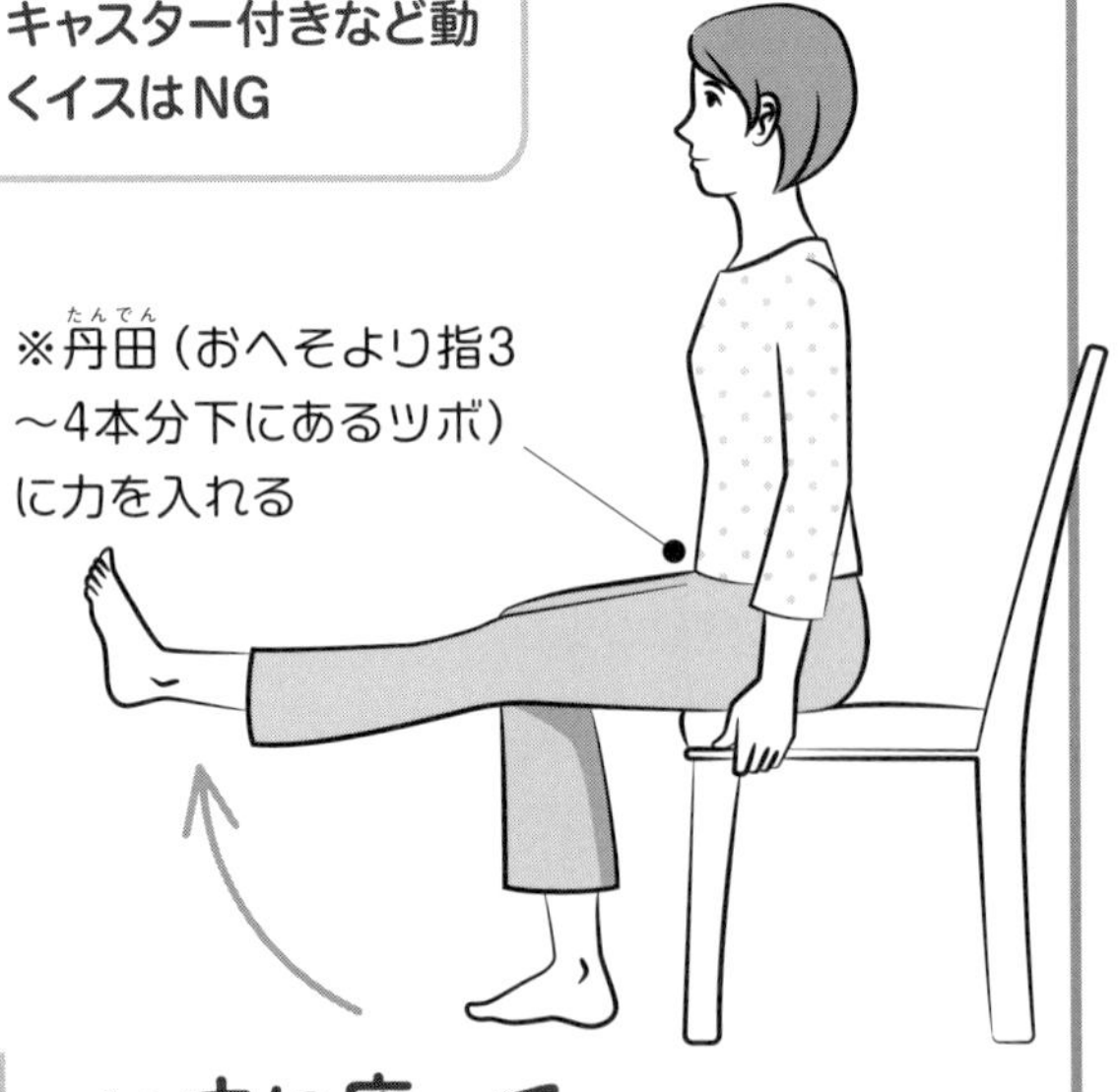

1 いすに座って片方の足を上げ、真っすぐ伸ばして止める

いすに浅く腰かけ、両手でいすの座面横をつかみながら、片方の足がいすの座面と平行になるまで上げ、そのまま5秒キープする

2

上げた足を下ろす

上げた足をゆっくり下ろして床につける。
もう片方の足でも1〜2を同様に行う

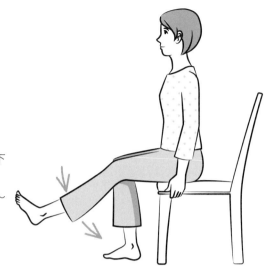

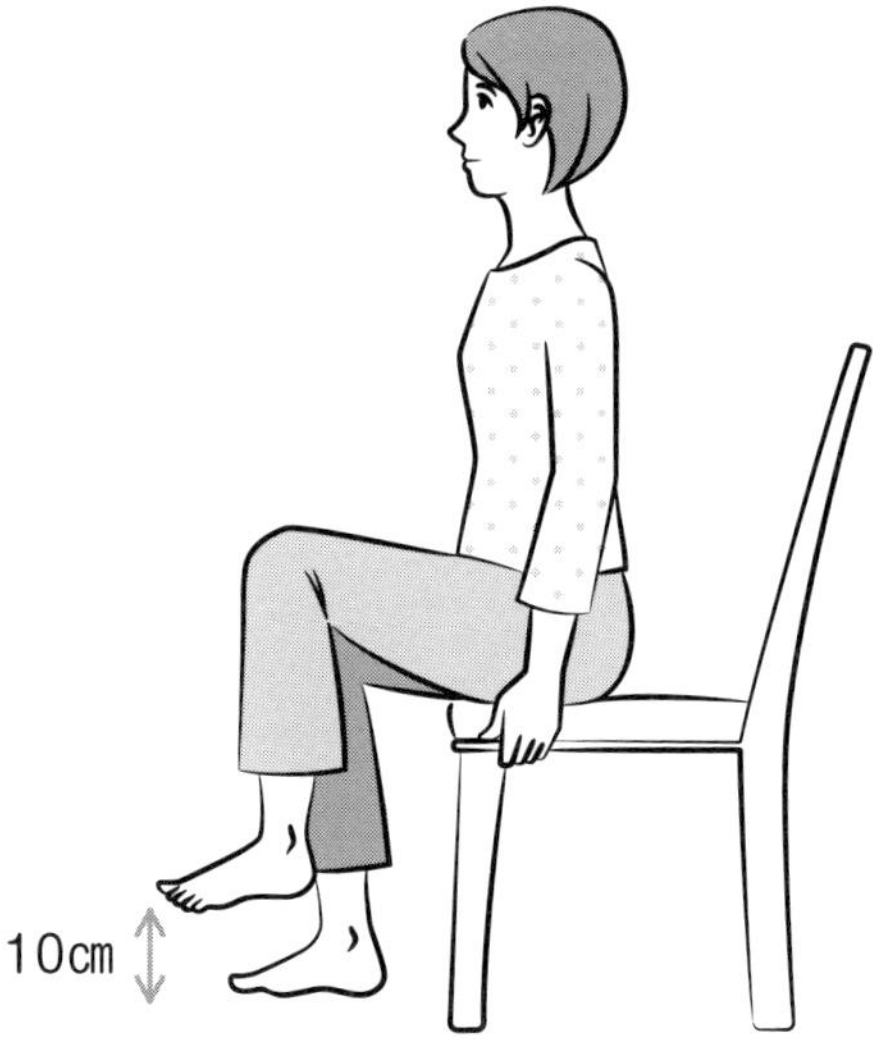

3

いすに座ったまま片方の足のひざを上に上げる

いすに座ったまま、片方の足のひざをゆっくり上げていく。10㎝ほど上げたら5まで数え、数え終わったらゆっくり下ろす。

もう片方の足のひざも同様に上げ下ろしする。左右3〜5回ずつ行う

1〜3を1セット行う

One Point

足上げやひざの上げ下げでは、丹田※に力が入るように意識して、ゆっくりやってみること。

「ながら」
エクササイズ⑯

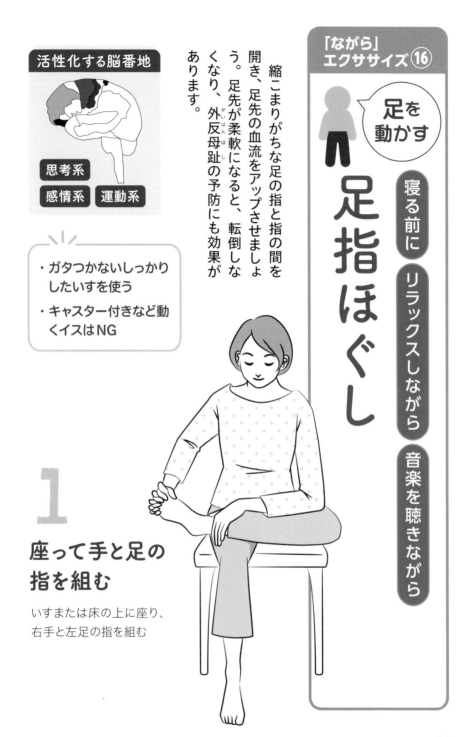

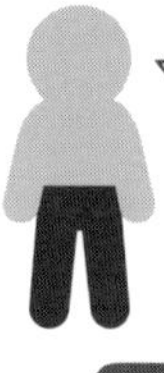

足を動かす

足指ほぐし

寝る前に　リラックスしながら　音楽を聴きながら

縮こまりがちな足の指と指の間を開き、足先の血流をアップさせましょう。足先が柔軟になると、転倒しなくなり、外反母趾《がいはんぼし》の予防にも効果があります。

活性化する脳番地

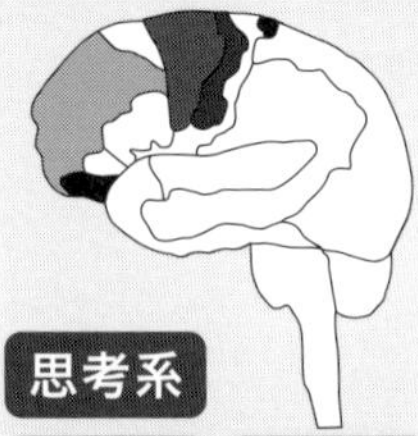

思考系　感情系　運動系

- ガタつかないしっかりしたいすを使う
- キャスター付きなど動くイスはNG

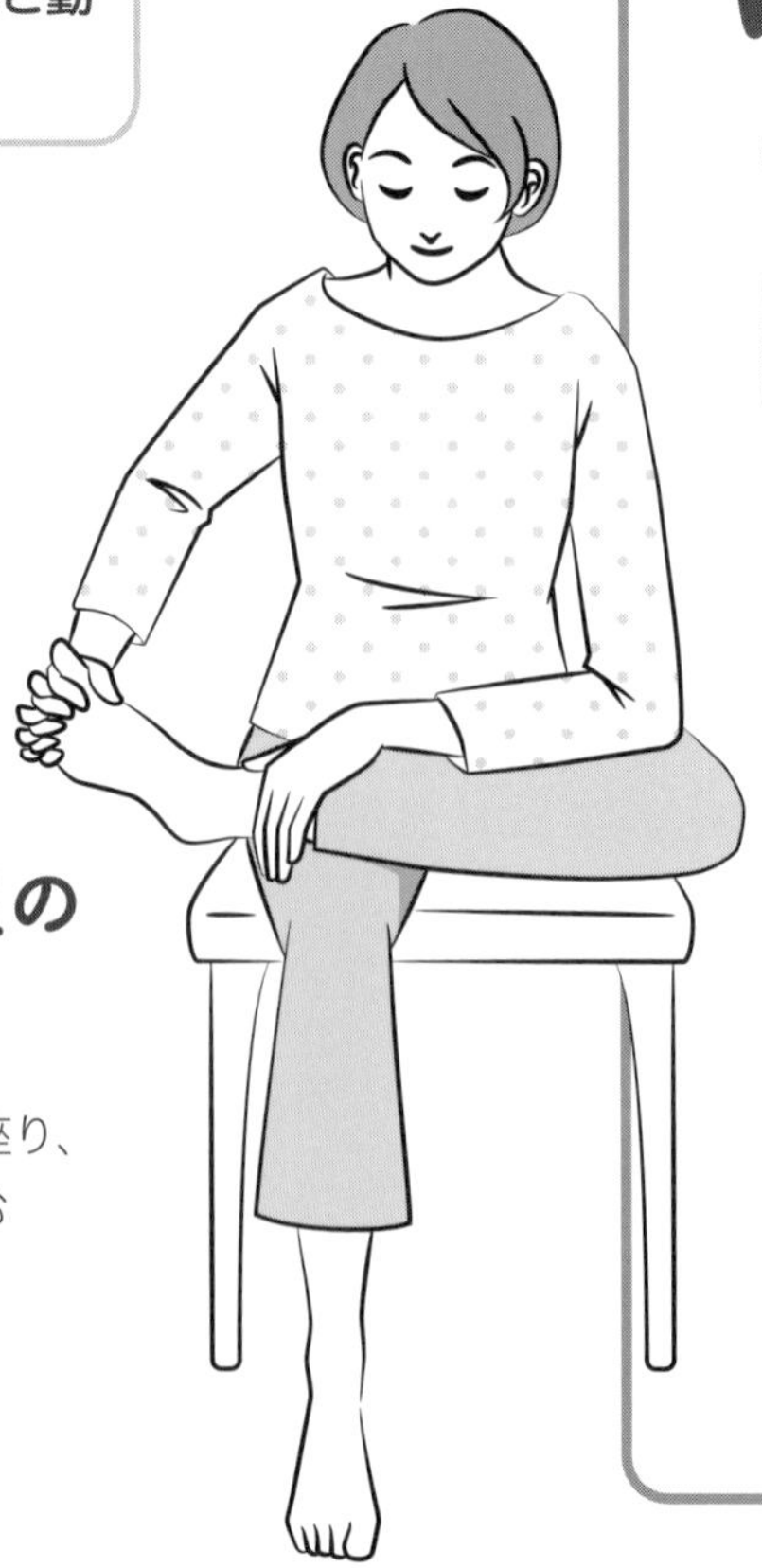

1

座って手と足の指を組む

いすまたは床の上に座り、右手と左足の指を組む

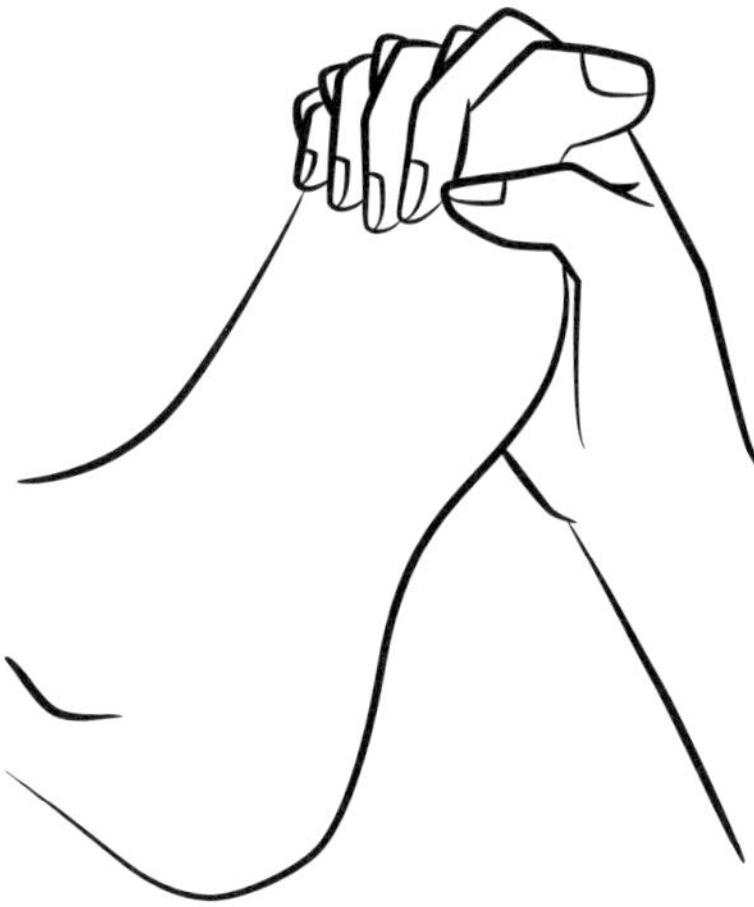

2

手足の指に力を入れ、握ってゆるめる

手足の指にギュッと力を入れて
ゆるめる、を20回繰り返す

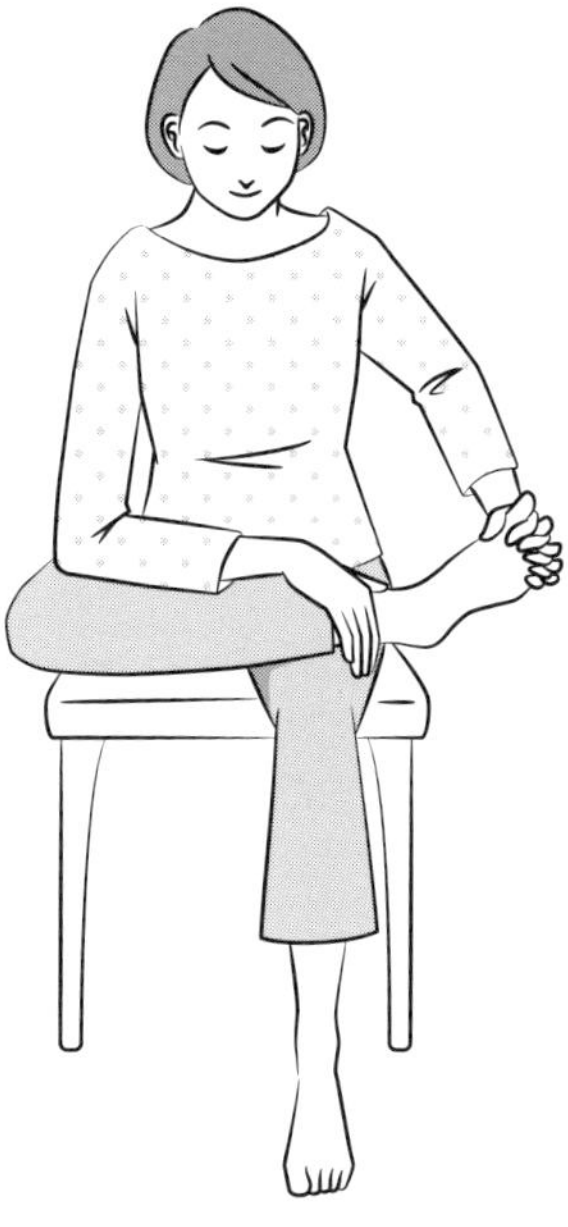

3

左右を交替する

同様に、左手と右足の指を組み、握ってはゆるめるを20回繰り返す

1～3を夜1セット行う

Point

最初はうまく足の指が開かない場合でも、ゆっくり繰り返すうちにほぐれてくる。お風呂に入っているときに行うのもおすすめ。

Epilogue

脳の成長のために刺激的でワクワクする毎日を送ろう！

脳の老化は、高齢になってから急に訪れるというわけではありません。中年期から少しずつ進んでいくのが普通です。

特に、マンネリで刺激の乏しい生活を日頃から送っていると、40～50代くらいから好奇心や意欲が落ちて、脳の活力が低下していきます。

脳の衰えが進むと、不注意によるもの忘れが多くなったり、同時に2つのことがやれなくなったりという、誰にでもよくあるもの忘れが増えてくるのです。

こうした脳の不調は、今すぐ認知症に結びつくものではないにしても、決して放っておいていいものではありません。それがささいなもの忘れだったとしても、脳が少しずつ衰えているサインと考えたほうがいいのです。

つまり、脳の老化防止に本気で取り組むなら、こういう小さなもの忘れも甘く見てはいけないということ。

たとえ軽微な不安や不調であっても、それを放置しておく人と放置しない人とでは、のちのち大きな差がつくと思ったほうがいいでしょう。

今からでも決して遅くはありません。

本書で紹介している暮らしアイデアや「ながら」エクササイズを実践して、マンネリで刺激の少ない毎日から、刺激的でワクワクするような毎日に変えてみてください。

そうすればきっと、脳の老化を食いとめて、いくつになってもイキイキと脳を成長させることができるはずです。

加藤プラチナクリニック院長・脳内科医・医学博士
加藤俊徳

【著者】

加藤 俊徳（かとう　としのり）

新潟県生まれ。脳内科医、医学博士。加藤プラチナクリニック院長。株式会社「脳の学校」代表。昭和大学客員教授。脳科学音読法や脳番地トレーニングの提唱者。
1995年から2001年まで米国ミネソタ大学放射線科MR研究センターでアルツハイマー病やMRI脳画像の研究に従事。現在、胎児から超高齢者まで1万人以上の脳画像を分析してきた臨床診療の経験を生かし、独自開発した加藤式MRI脳画像診断法を用いて、脳の成長段階、強み弱みの脳番地を診断し、学習指導、適職指導や薬だけに頼らない治療を行う。

※著者による脳画像診断をご希望の方は、以下をご覧ください。

加藤プラチナクリニック公式サイト
https://www.nobanchi.com/

「名前《なまえ》が出《で》てこない」「忘《わす》れっぽくなった」人《ひと》のお助《たす》けBOOK《ブック》

2023年8月20日　第1刷発行
2024年4月20日　第3刷発行

著　者　加藤俊徳《かとうとしのり》
発行者　平野健一
発行所　株式会社主婦の友社
〒141-0021
東京都品川区上大崎3-1-1　目黒セントラルスクエア
電話03-5280-7537（内容・不良品の問い合わせ）
049-259-1236（販売）
印刷所　大日本印刷株式会社

ISBN978-4-07-454971-9

●本のご注文は、お近くの書店または主婦の友社コールセンター（電話0120-916-892）まで。
＊お問い合わせ受付時間　月～金（祝日を除く）10：00～16：00
＊個人のお客さまからのよくある質問のご案内　https://shufunotomo.co.jp/faq/